横とじだから見やすい！

どんどん目が良くなる
マジカル・アイ

〈監修〉元 長崎綜合療術院院長 徳永貴久

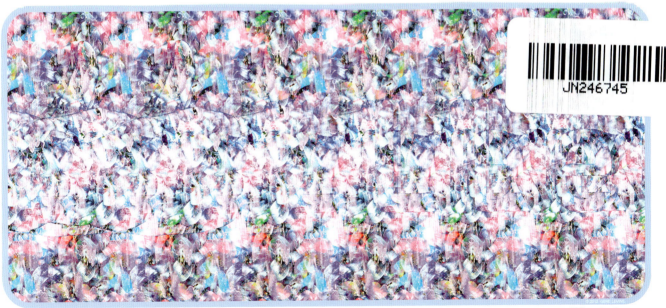

©Gene Levine

宝島社

「マジカル・アイ」を楽しみながら視力アップを

〈監修〉元 長崎綜合療術院院長　徳永貴久

マジカル・アイが視力回復に役立つ理由

　以前は「一度、視力が落ちてしまったら、二度と元には戻らない」といわれていましたが、今ではそうではないことがわかってきており、視力回復のためのさまざまな方法が開発されています。その中でも「マジカル・アイ」は、スポーツ選手のトレーニングとしても使用されている代表的な視力回復の方法であり、一般にも人気の高い方法です。

　この「マジカル・アイ」とは、ある絵をじっと見ていると、絵の中からそれまでまったく見えていなかった別の絵が浮かんできたり、絵そのものが立体的になって見えてくるというものです。

　では「マジカル・アイ」がなぜ視力回復に効果的なのか、その理由を説明しましょう。

　人間の目は見るものの距離に応じて、毛様体筋という目のピント調節を行う筋肉を緊張したり弛緩して、ピントの合った映像を網膜上に映すことで、ものをハッキリ見せるようになっています。近視や乱視、老眼といった目の異常（視力の低下）は簡単にいうと、毛様体筋が柔軟性を失って凝り固まった状態になり、うまくピントを調節できずに起こるケースが多いようです。「マジカル・アイ」が視力回復に役立つのは、この凝ってしまった目の筋肉をほぐし、目本来の機能を取り戻す働きがあるからなのです。

　「マジカル・アイ（＝立体視の効果）」に早くから注目していたアメリカでは、"早い人なら1日3分、2週間続けていると効果が現れてくる"とされ、多くの人が実践しています。そして、日本でも多くの話題を集め、実践者が増えているようです。

　「マジカル・アイ」を楽しむのに、特別な才能や訓練は必要ありません。ほとんどの人が10分や20分という、ごく短い時間のうちに見えるようになるはずです。

　もちろん、誰もが最初からうまくできる、というわけではありません。しかし何度かチャレンジしているうちに、「マジカル・アイ」を楽しめるようになりますので、途中であきらめないでください。本書では次ページから、"うまく見えるためのコツ"を詳しく解説しています。独自の「補助点を使った方法」を採用し、より簡単に楽しんでいただけるようにもなっています。以前できなかったという

方も、ぜひ試してみてください。一度、コツを覚えてしまえば、誰もが「マジカル・アイ」の不思議な世界に魅せられてしまうはずです。

　本書では、ジーン・レビーン氏、ゲイリー・プリースター氏というアメリカを代表する2人のトップ3Dアーティストのオリジナル作品の中から、視力回復に効果的かつ美しい作品を掲載しています。

　今回は本を横長にしたことで、サイズはコンパクトかつイラストは大きく見せることができるようにいたしました。カバー掲載のイラストも含め、全100点のイラストを収録しています。さまざまなイラストを楽しみながら、目のトレーニングを行ってみてください。

　本書によって「マジカル・アイ」のおもしろさ、奥深さを体験し、楽しみながら視力回復に役立てていただければ幸いです。

2017年3月

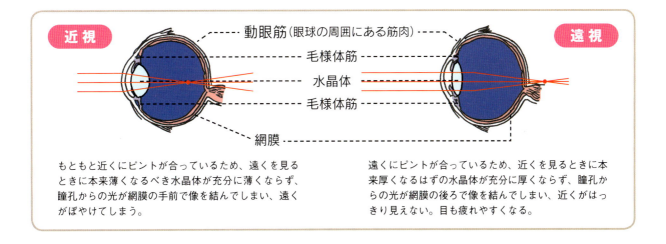

近視：もともと近くにピントが合っているため、遠くを見るときに本来薄くなるべき水晶体が充分に薄くならず、瞳孔からの光が網膜の手前で像を結んでしまい、遠くがぼやけてしまう。

遠視：遠くにピントが合っているため、近くを見るときに本来厚くなるはずの水晶体が充分に厚くならず、瞳孔からの光が網膜の後ろで像を結んでしまい、近くがはっきり見えない。目も疲れやすくなる。

02 「マジカル・アイ」の楽しみ方

平行法とは？

平行法で見るためのコツ

「マジカル・アイ」には「平行法」「交差法」という2つの見方があります。いずれの方法でも視力回復の効果はありますが、近視には平行法が効果的だということと、初心者には平行法が見えやすいため、本書に掲載している作品は、平行法で見られるように作成しています。もちろん、多少見え方が異なるものの、交差法でも楽しめます。

この平行法とは、右図のイラストのように「マジカル・アイ」より遠いところに視線を向けたまま、"ぼんやり見る感じ"で見る方法です。「マジカル・アイ」そのものではなく、もっと先のほうを見て、そこで焦点を合わせてください。

平行法で大切なのは「絶対に見てやろう！」と力みすぎないことです。上手に見るための最大のコツは、目の力が抜けたリラックスした状態にすること。ついつい力んでしまう方は、瞬きや深呼吸をする、肩をまわすなどして、身体全体の力みを抜いてから、トライしてください。

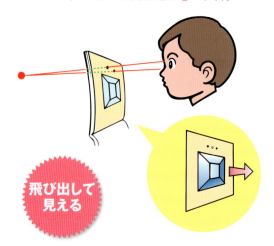

見方のコツ

平行法は、**リラックスして「ぼんやり見る感じ」**が大切

飛び出して見える

普段と同じ状態で「マジカル・アイ」を見ると、目の焦点は「マジカル・アイ」の中央部に合わさります。「平行法」で見るときは、視線が「マジカル・アイ」より、もっと先に向くように、遠くを眺めるように見てください。成功すると図のように、図形やイメージが画面の手前に浮き上がって見えます。

交差法とは？

交差法で見るためのコツ

「交差法」は「平行法」とは逆に、「マジカル・アイ」の手前で焦点を合わせ"寄り目で見る"方法です。老眼の方は交差法で、近視の方は交差法と平行法で交互に見てください。寄り目が得意でない方は、右目で画面左を、左目で画面右を見るような感じを試みてください。この感じがつかみにくいという方は、片目ずつウィンクしてみて、キチンと見えているか確認しながら行うと良いでしょう。まず12ページで紹介している指を使って視線を交差させる練習をしてみてください。8〜9ページで紹介している「補助点」を使った方法もあります。いろいろな方法を試して、一番楽に「マジカル・アイ」を見られる方法を見つけましょう。

また「マジカル・アイ」は基本的に平行法で楽しむように作られており、交差法では多少見にくい作品もあるかと思います。どのようにちがうかは、右図や9ページをお読みになってください。

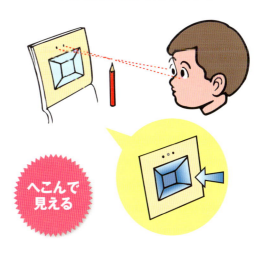

見方のコツ

交差法は、**ウィンクしながら**「**寄り目ぎみ**」で見てみよう

へこんで見える

「交差法」は、「マジカル・アイ」の手前で視線が交差するように、寄り目にして見てください。寄り目が得意でない方は、自分の鼻先を見つめながら行うのも良いでしょう。うまく見られると、図のように、図形やイメージが画面の奥に沈んで見えます。

03 補助点を使えば、「マジカル・アイ」がより見やすくなる!

[補助点の使い方]

平行法

1

時計など自分から約1.5メートル先にあるものを、目標として1つ決めます。腕をまっすぐにした状態で、両手で本書を持ち、8ページ上部にある補助点を見ます。

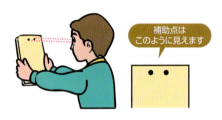

肘を伸ばして、なるべく腕をまっすぐになるようにしてください。また目標（あまり大きくなければ、なんでも良い）との距離は個人差があるので、自分に合った距離を試してください。

2

1の状態のまま、目標が2つの補助点の中心の延長線上にくるように本書を持ち、目標を見ます。

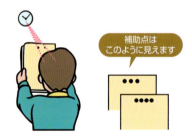

目標が、本の端から見えるようにしてください。2つの補助点と目標とで、小さな三角形を作る感じです。このとき補助点は、2〜4つに見えるはずです。

3

2の状態で、補助点が3つに見えれば"平行法"で正しく見えている証拠です。

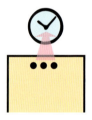

補助点が2つから変わらない場合は、目標がぼやけて見えているはずです。もっと意識して目標を見るようにしてください。4つに見える場合は、目標との距離を変えて、補助点が3つに見える距離を探し、再度1から試してください。

"平行法""交差法"ともに、うまく見られるようになったら、
8ページの練習問題が、立体的に見えてきます！

（補助点は、18ページからの「マジカル・アイ」にもつけられていますが、多少体裁が異なります）

交差法

1

腕をなるべく伸ばした状態で片手で本書を持ち、8ページの上部にある2つの補助点の間に、鉛筆など先の細いものをあてます。

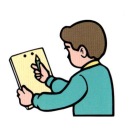

補助点はこのように見えます

補助点と自分の目が正対するようにセットしてください。見えやすくするコツは、鉛筆の先を2つの補助点の間のやや下側もしくは「マジカル・アイ」の中心にあてることです。このとき補助点は、印刷されたままの2つに見えています。

2

1の状態のまま、鉛筆の先を見つめてください。そのまま鉛筆を自分の方へゆっくり近づけます。

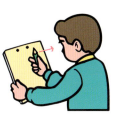

補助点はこのように見えます

鉛筆が目と目の間にくるように、ゆっくり近づけてください。このとき補助点は、4つに見えてきます。

3

2の状態からさらに鉛筆を近づけていき、補助点が3つに見えれば"交差法"で正しく見えている状態です。

補助点が4つのままの場合は、鉛筆をもっと近づけてください。また2つから変わらない場合は、視線が鉛筆の先ではなく、補助点を見てしまっています。もう一度2から試してください。

[練習問題]

この補助点で練習してみよう!

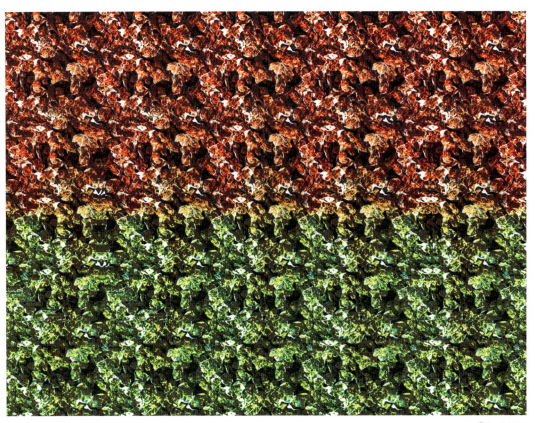

©Gary Priester

補助点を使って、「マジカル・アイ」を試してみよう!

1 6～7ページの手順で、上部の補助点が3つになるように、平行法なら遠くを、交差法なら鉛筆の先を見る。

2 補助点が3つに見えると、目の端で「マジカル・アイ」が飛び出しているのがわかるはずです。

3 ②の状態のまま、視線だけをゆっくり「マジカル・アイ」に移します。
※元の状態に戻ってしまったら、1からやり直してください。建造物、空など一部が3Dにならないイラストもあります。

※解答図は凹凸がわかりやすいように、白黒で表現していますが、実際はカラーで見えます。

このように見えます

平行法で見ると

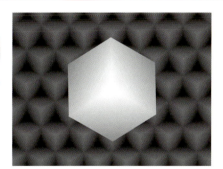

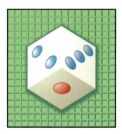

平行法で見た場合、このように隠された絵全体が手前に浮き上がって見えます。解答をわかりやすくイラスト化（右図）すると、手前に出っぱった立方体になります。絵がそのまま立体的に見える作品では、全体が立体的になるうえに、描かれているものの数が1つ多く見えます。

交差法で見ると

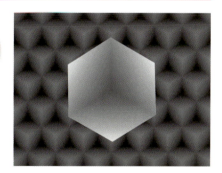

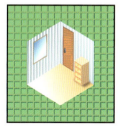

交差法で見た場合、隠された絵全体が画面奥に沈んで見えます。また見えてくる絵は、右図のように平行法と凹凸が逆になり、内側に向かって凹んだ立方体になります。絵がそのまま立体的に見える作品では、平行法と同じ見え方になります。

指を使った「マジカル・アイ」の見方にトライ！

「マジカル・アイ」を見るコツは、視点の切り替えをスムーズに行うことです。この"視点の切り替えのコツ"をつかむために、このページで紹介している「指を使った視点の切り替え」や「鏡を使った練習法」を試してみましょう。

[平行法の練習]

##

両手の人差し指を顔から約30cm離し、5～6cmの間隔をあけて、顔の正面に立てます。

ここで挙げている顔と指の距離、指と指の距離は、標準体型の大人の場合の目安です。小さなお子さんでしたら短めに、身体の大きな人であれば長めに、と体格に合わせて調整してください。

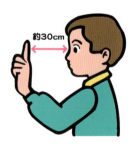

人によって適正な距離は異なりますので、自分に合う距離を探してください

2

2本の指に意識を集中したままにして、2本の指よりも数m先の遠くを見るようにします。

平行法の場合は、リラックスした状態でボーッと見ているほうがうまくいくようです。

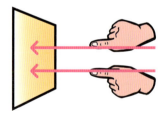

人によって適正な距離は異なりますので、自分に合う距離を探してください

3

数10秒の間、目を 2 の状態のままで保ち、2本の指が4本に見えるまで待ちます。

「マジカル・アイ」が見えにくいという方のほとんどが、この"2本の指が4本に見える"という状態ができないようです。絶対に見てやる!!と一生懸命になりすぎるとかえってうまくできない場合もあるので、あくまでも遊び感覚で気楽に楽しんでください。

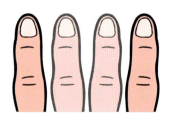

指がぼやけて右指が2本、左指が2本の計4本に見えてきます

4

4本に見えたら、同じく数10秒の間、今度は4本の指が3本になるまで見続けます。

「マジカル・アイ」の見え方には個人差があります。指が4本に見えている状態から、すぐに3本に見える人もいれば、しばらく時間がかかる人もいます。あせらず見続けてください。

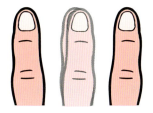

外側の右指と左指は1本ずつ、内側の右指と左指が重なり、計3本に見えます

5

4 の状態（指が3本に見える状態）で「マジカル・アイ」を見ると、立体視が完成します。

> **注意！** 数10秒という時間は個人差がありますので、人によってはそれより早かったり、時間がかかるなど、必ずしもこのようにならない場合もあります。

立体視をするためのコツをつかもう!

視点の切り替えができないという人は、指でソーセージを作ってみよう

まず自分の目線がどうなっているかを自覚するためのテストをしてみましょう。右図のように指先を合わせ、指先に目線を集中させると、指と指の間に「指のソーセージ」が現れるはずです。これが一番簡単な「マジカル・アイ」の感覚を捉える方法です。「指のソーセージ」が見えたら「平行法の練習」「交差法の練習」へ進みましょう。

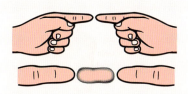

❶左右の人差し指をこのように合わせ、合わさった指の先をじっと見つめてください
❷次に指先より遠くを見ると、指先にこのような「指のソーセージ」が見えてきます！

[交差法の練習]

1

片手の人差し指を顔から約30cm離し、顔の正面に立てます。

ここで挙げている顔と指の距離は、標準体型の大人の場合の目安です。小さなお子さんでしたら短めに、身体の大きな人であれば長めに、と体型に合わせて調節してください。

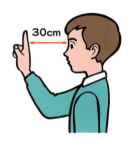

人により適切な距離は異なりますので、自分に合う距離を探してください

2

数m先に目標物を1つ決め、指と顔と目標が同一ライン上になるようにします。

目標物は時計ほどの大きさのものがお薦めです。顔と指の距離は1の状態をキープしてください。

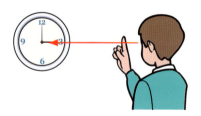

目標物のまわりは、余分なものを置かずなるべくシンプルな状態にしてください

3

立てた指に視線を集中させ、数10秒間じっと見つめ、目標物が2つに見えるまで待ちます。

「マジカル・アイ」が見えにくいという方のほとんどが、この"目標物"が2つに見えるという状態ができないようです。寄り目ぎみにして指だけに視線を集中させてください。

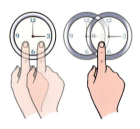

きちんと指を見つめることができていると、目標物は2つに見えます。指が2本に見えている場合は、指を見ていないということです

③の状態（目標物が2つに見える状態）で
「マジカル・アイ」を見ると
交差法が完成します。

> **注意!** 数10秒という時間は個人差がありますので、人によってはそれより早かったり、時間がかかるなど、必ずしもこのようにならない場合もあります。

指を使った練習が苦手な方に!

「指を使った視点の切り替え」が苦手な方は、ここで紹介する「鏡を使った練習法」を試してみてください。方法は簡単です。鏡の前に立ち、右のイラストのように印をつけて、見つめるだけです。平行法の練習をする場合は、右目で右側に映った目を、左目で左側に映った目をじっと見つめてください。きちんと見えていれば、印が2つに見えてくるはずです。交差法の場合は、鏡に貼った印をじっと見つめてください。印に視線が集中していれば、鏡に映った自分の目が3つに見えてきます。

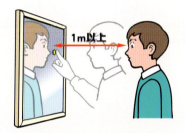

1メートル以上、鏡から離れて立ち、鏡に映った自分の顔の"鼻"の位置に、目標になる印（シールやハミガキ粉など）をつけ、印と鏡に映った自分の目を交互に見つめる。

目を見つめると、
印は2つに見える
（平行法の完成）

印を見つめると、
目は3つに見える
（交差法の完成）

「マジカル・アイ」Q&A

『どんどん目が良くなるマジカル・アイ』シリーズに寄せられた反響の中から、読者の方々が特に疑問に思われていることにお答えします。

Q1 近視には、平行法と交差法、どちらでトレーニングしたらいいですか？

A 昔から近視に良いとされている方法に「遠くを見る」というものがあります。「マジカル・アイ」を「平行法」で見るのは、この「遠くを見る」ことと同じ効果があるため、近視の方は「平行法」で見るようにしてください。近視のように、遠いものに焦点が合わせづらくなっている目のまわりの筋肉を、「マジカル・アイ」で遊びながら解きほぐすことにより、低下した視力をアップする手助けを行えるのです。

より効果的なトレーニングをめざす方は、1つの「マジカル・アイ」を「平行法」と「交差法」で交互に見るようにしてください。

Q2 1日3分のトレーニングとは、1つの絵を3分間見続ければ良いのでしょうか？

A 1つの絵を見続けるのではなく、複数の絵を見ることをお薦めします。掲載されている絵はそれぞれ異なる奥行きで作られているため、複数の絵を見ることでより高いトレーニング効果が望めるからです。

また見る時間については、個人差があり一概にはいえませんが、2分程度見続けただけで目や頭が痛くなる人もいますので、無理は禁物です。絶対に3分間見続けなくてはいけない、というきまりもありませんので、3分に満たない場合でも不調や違和感を感じたら、すみやかにやめて目を休ませてください。同様に、毎日行う必要もありません。体調に合わせて、無理のない範囲で行ってください。

「マジカル・アイ」は、回数や時間を増やせば効果があがるものではありません。あくまで目のまわりの筋肉を解きほぐしリラックスさせるために行うもの、ということをお忘れなく。

Q3 老眼や乱視の視力回復にも効果がありますか？

A 老眼は目のピント調節機能が衰え、ある一定の距離にしか目の焦点が合わなくなる状態です。通常多いのは近くが見えづらくなる症状で、これは「平行法」でトレーニングを行っても視力回復には結びつきません。「交差法」で見るようにしてください。

また乱視は、角膜の歪みによって起こるものなのですが、この歪み自体は多くの人がもっている症状で、通常は特に問題とされません。乱視が問題となってくるのは、視力が低下するにつれ、乱視が目立ってきたときなのです。「マジカル・アイ」で乱視が治ることはありません。しかし「マジカル・アイ」を行うことで、視力の安定や目の疲労回復などに効果が望めるため、結果、乱視が目立たなくなるというわけなのです。

Q4

トレーニングは朝と夜、
どちらが効果的ですか?

A 裸眼視力は一日中変化しています。朝、起きたときと、夜、眠る前を比べると夜のほうが、テレビを見る前と後では見た後のほうが、視力が落ちています。視力が落ちるということは、それだけ目が疲れているということです。

　目が疲れているときに、「マジカル・アイ」を見るとリラックス効果は望めますが、視力回復が目的ならば、目が疲れていない良い状態のときに行うほうが効果的でしょう。では、一番良い状態＝裸眼視力が最も良いときはいつか? というと、朝起きて眠気が覚めたときになります。たとえば朝食後の3分間などが、視力回復のトレーニング時間としてお薦めです。

Q5

「マジカル・アイ」をするとき、
コンタクトレンズやメガネは、
外したほうが良いのでしょうか?

A 「マジカル・アイ」は普通に生活している状態でトレーニングすることに意味があります。そのため、コンタクトレンズやメガネを外して、裸眼で見る必要はありません。通常、コンタクトレンズやメガネを使用している方は、そのままの状態で「マジカル・アイ」を楽しんでください。

　ただし、遠近両用レンズなどを使用していると「マジカル・アイ」が見えづらい場合もあります。そういったときは、メガネを外して試してみてください。そうすることで見えやすくなる場合もあります。

Q6

見るたびにちがう図形が見えたり、
いくつも重なって見えたりします。
どうしてでしょう?

A 「マジカル・アイ」の見方が安定していない可能性があります。本書の巻末にまとめられた解答のような図形が見えず、「図形が1つ多い」「もっと複雑な図形に見える」といった方の場合、「マジカル・アイ」を見ている間の焦点が安定していなかったり、「交差法」であれば目の寄せ方が強すぎたり、「平行法」であれば目と「マジカル・アイ」の距離が適正でない、などのケースが考えられます。

　焦点が定まるまでもう少し見続けてみたり、さまざまな目の寄せ方や、距離を試し

てみることをお薦めします。また、「マジカル・アイ」上部につけられた補助点が3つになるまで待ってから、「マジカル・アイ」を見るようにすると、このようなことは起こりにくくなります。うまくいかなくてもあきらめないで、再度トライしてみてください。そうするうちにきっと自分に丁度いいやり方がわかってくるはずです。

　ただ視点のズレ具合には個人差があります。必ずしも解答どおりに見えなくても、トライしているだけで、目のまわりの筋肉をリラックスさせる、という効果は発揮されています。見えたほうが楽しいのはもちろんですが、正解かどうか、ということはあまり気にせずに楽しんでください。必要以上に力んでしまうと、せっかくの効果を減少させてしまいます。

Q7

白内障や緑内障にも、効果がありますか?

A あくまで「マジカル・アイ」は目のまわりの筋肉をリラックスさせるトレーニングであり、治療効果が望めるものではありません。白内障や緑内障などの目に疾患をお持ちの方は、担当医師の指示に従い所定の治療を続けてください。また両目の視力差が大きい方の場合、裸眼でも見えますが、矯正視力で見るほうがお薦めです。斜視の方は症状を悪化させる場合がありますので、あまりお薦めできません。

Q8

人によって凹凸が逆に見えるようなのですが、どうしてでしょうか?

A 凹凸が逆に見える理由を簡単にいうと、「平行法」で見ているか、「交差法」で見ているかのちがいです。4ページや9ページの説明にもあるとおり、「マジカル・アイ」を「平行法」で見た場合、図形は「マジカル・アイ」本体より手前に浮き上がって見えますが、同じ「マジカル・アイ」でも「交差法」で見ると、本体より奥に沈んで見えます。

このように、どの方法で見るかによって、見えてくる図形は変わってきます。今まで図形が浮かんで見えていた人は「交差法」を、沈んで見えていた人は「平行法」を試してみてください。

Q9

すべて見えるようになりましたが、このまま同じ「マジカル・アイ」を見続けて、トレーニングになるのでしょうか?

A 「マジカル・アイ」の目的は、絵の中の答えを探すことではありません。立体視を行うことにより、視力アップを図ることにあります。この「マジカル・アイ」がもつ視力アップ効果は、一度見えたからといって薄れるものではありませんので、安心して今までどおりトレーニングを続けてください。またもっと効果的なトレーニング方法としては、「マジカル・アイ」の細部をすみずみまでじっくり眺めたり、「マジカル・アイ」を遠ざけたり、近づけたりする方法もあります。

※ 「マジカル・アイ」は、右目と左目のズレを利用しているイラストです。隻眼では見られませんのでご了承ください。

ようこそ！　マジカル・アイの世界へ

Welcome to Magical Eye World

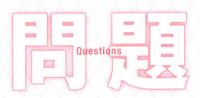

Questions

不思議な立体視ができる
マジカル・アイのイラストを楽しみましょう!

ANIMALS
P18
動物たち

FLOWERS
P36
花や植物

LANDSCAPE
P51
風景

PEOPLE & THINGS
P70
人や物

DESIGN & WORDS
P87
図形や文字

P115
ANSWER 解答

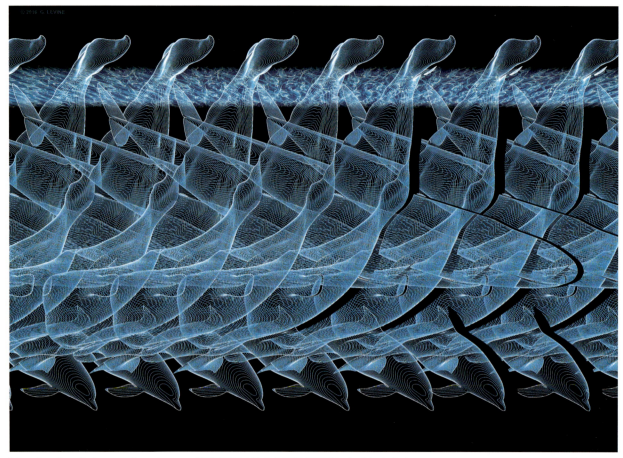

Ligurian Sea Cetacean Sanctuary 〈深海で泳ぐ彼らの姿は神秘的にも感じます。〉

©Gene Levine

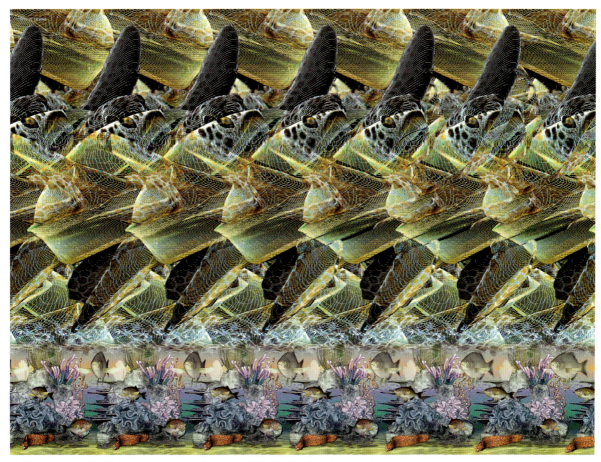

Tubbataha Reefs, Philippines 〈水中を優雅に泳いでるのは何でしょう？〉

©Gene Levine

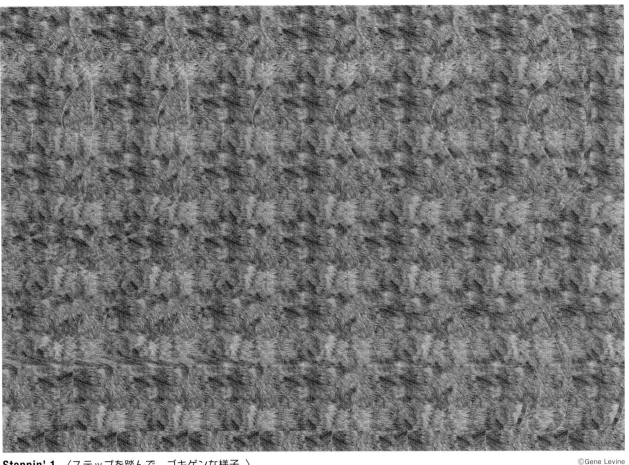

Steppin' 1 〈ステップを踏んで、ゴキゲンな様子。〉

©Gene Levine

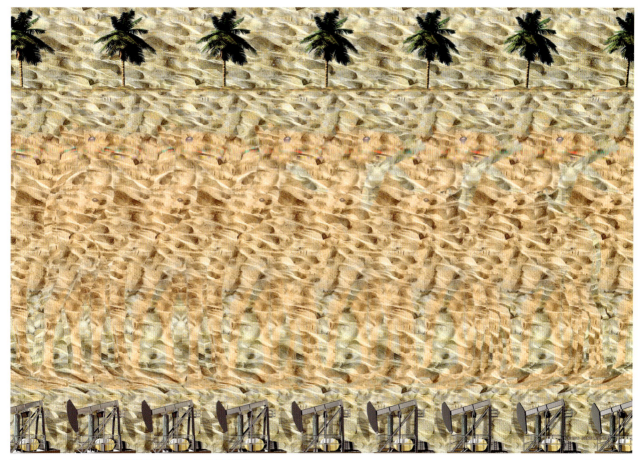

Dromedary 〈砂漠の移動手段と言ったらこの動物。〉

©Gene Levine

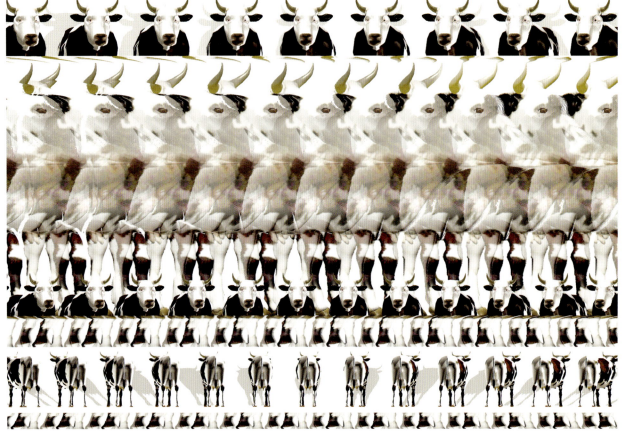

Dairy 〈白と黒の模様と言えば……。〉

©Gene Levine

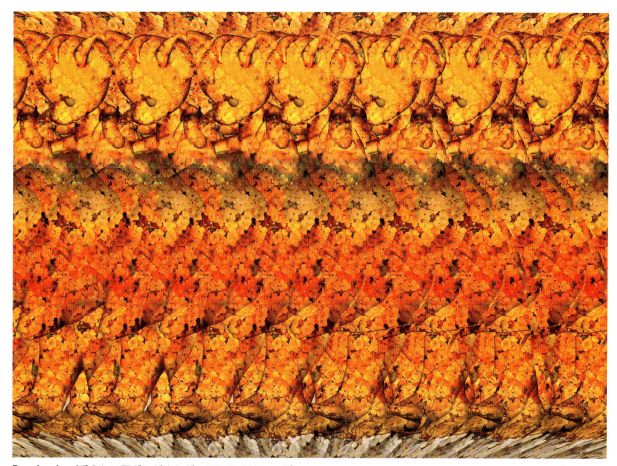

Bearback 〈愛らしい子グマがまたがっているのは……？〉

©Gene Levine

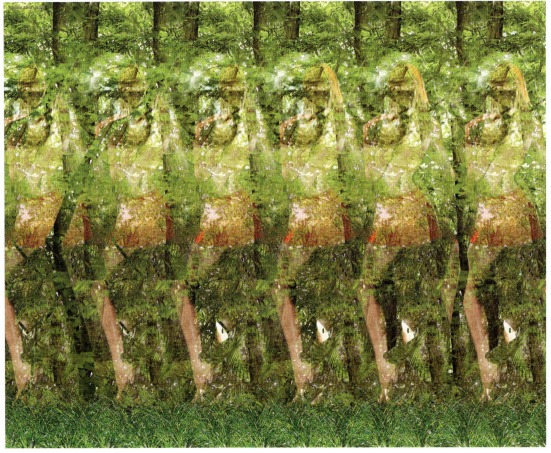

Beauty & Beast 〈浮かび上がるのは美女と？〉

©Gene Levine

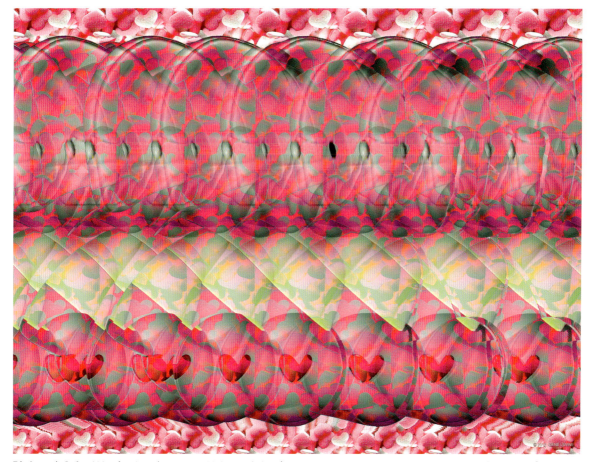

Pinky 〈ビビッドなピンクの中にいるのはキュートな？〉

©Gene Levine

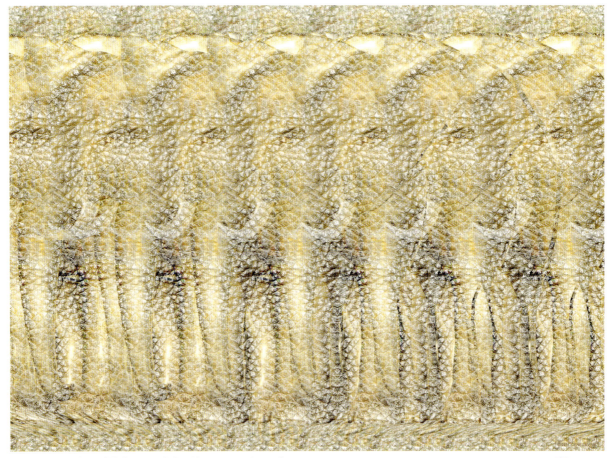

Pachyderm Lite 〈質感のある皮膚に注目してください。〉

©Gene Levine

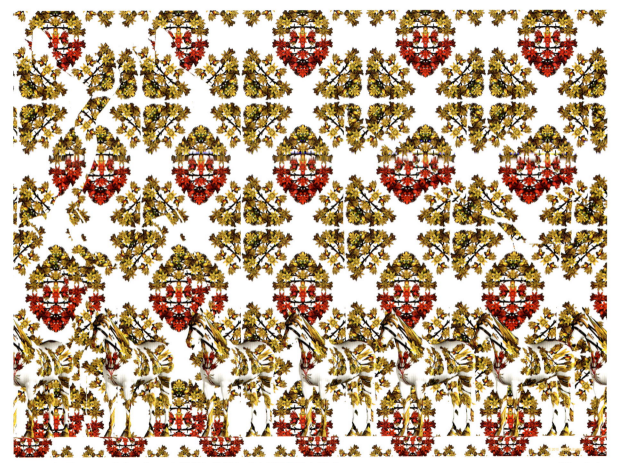

Porcelain Horse 〈ゴージャスな模様から浮かび上がる勇敢な姿。〉

©Gene Levine

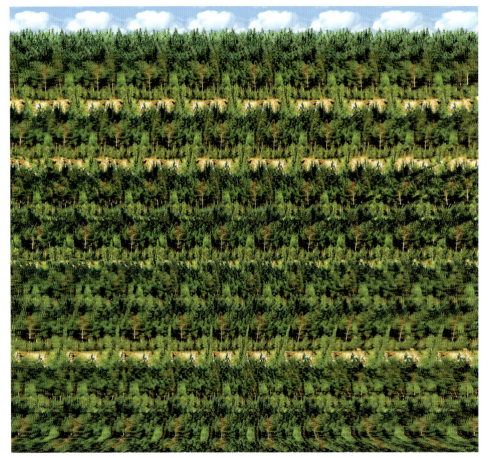

Stag 〈森の中から、何かが見つめています。〉

The Choir 〈雪の上にいるのは可愛い……？〉

©Gene Levine

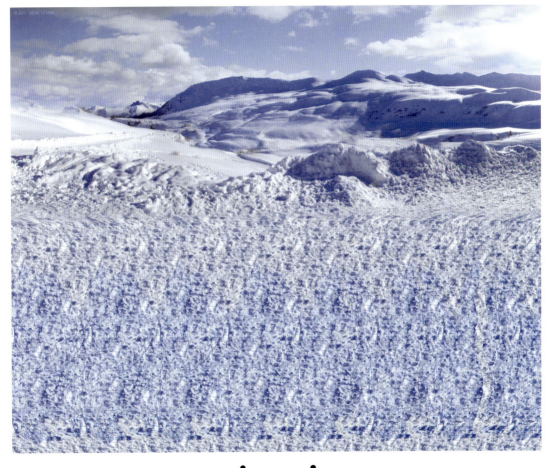

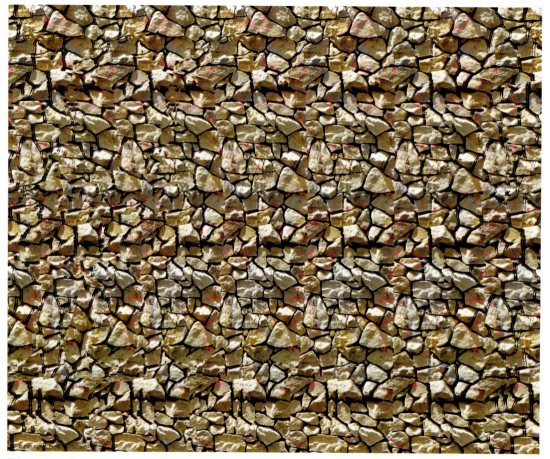

Triceratops Rocks 〈岩の中から飛び出してきそうな角竜です！〉

©Gene Levine

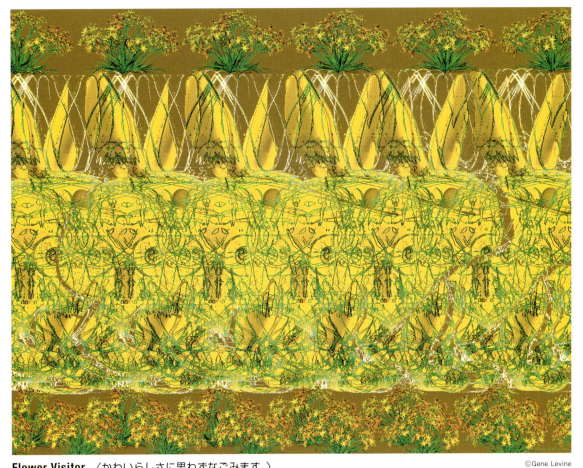

Flower Visitor 〈かわいらしさに思わずなごみます。〉

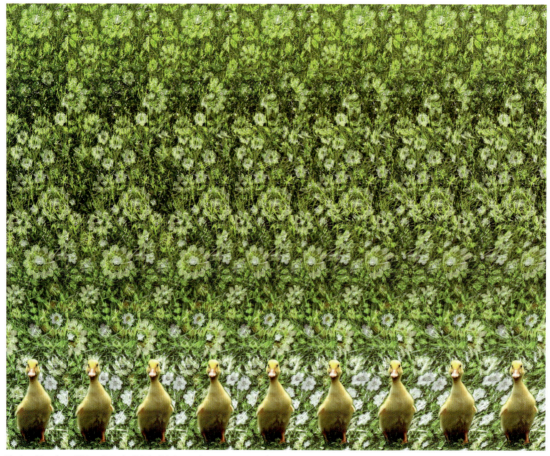

Baby Duck 〈緑の茂みから飛び出してくるのは……？〉

©Gary Priester

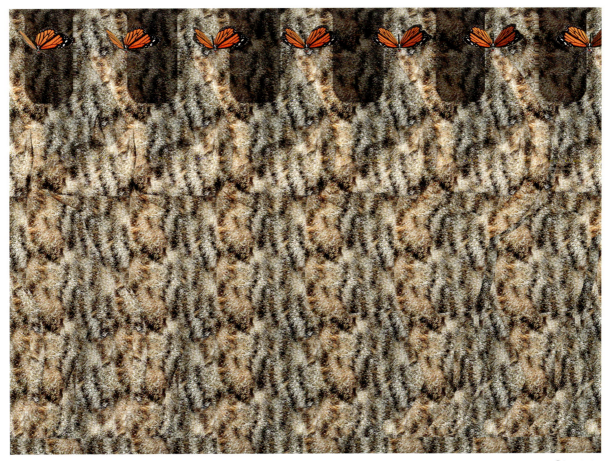

Perch 〈お探しの蝶はしっぽの先にいますよ。〉

©Gene Levine

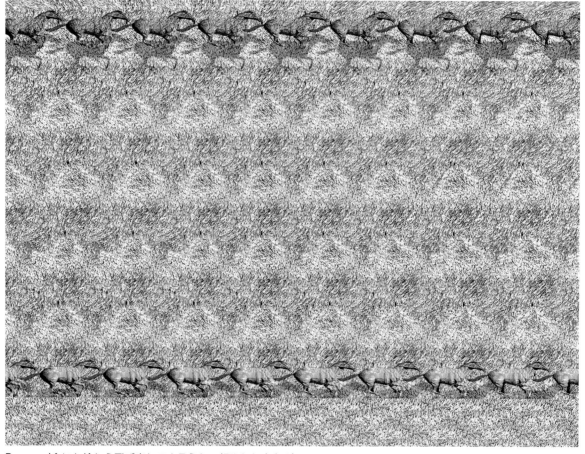

Romp 〈今にも絵から飛び出してきそうな、軽やかな疾走！〉

©Gene Levine

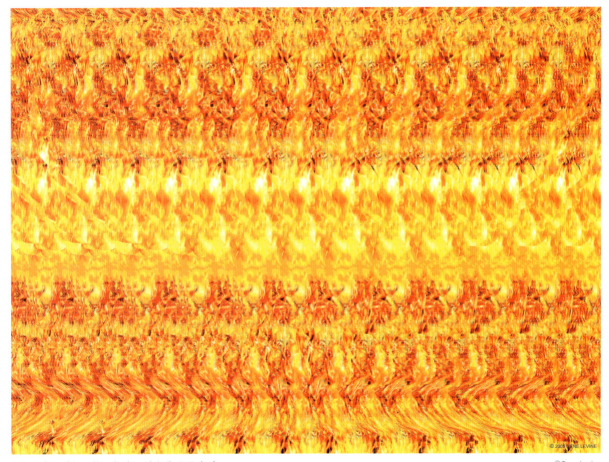

Phoenix 〈炎と共に永遠の時を生きる鳥。〉

©Gene Levine

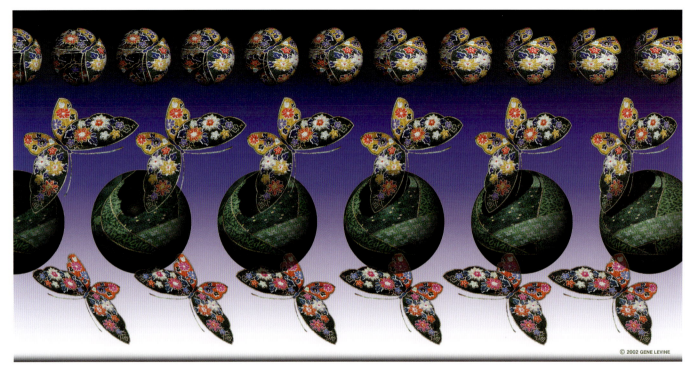

Butterfly Scarf 〈蝶と手鞠が織り成す美しい乱舞。〉

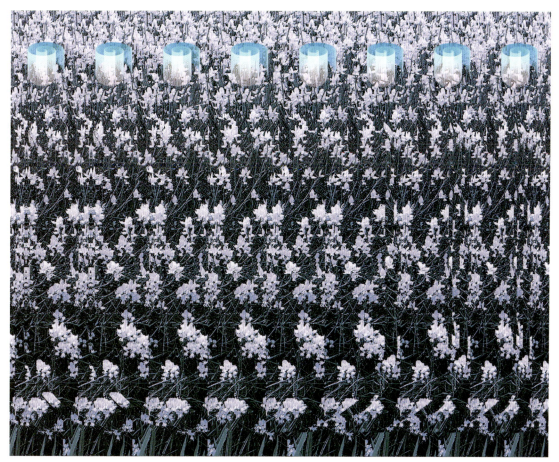

Flower Curl 〈浮かび上がる渦にあわせて視線を動かしてみよう。〉

©Gary Priester

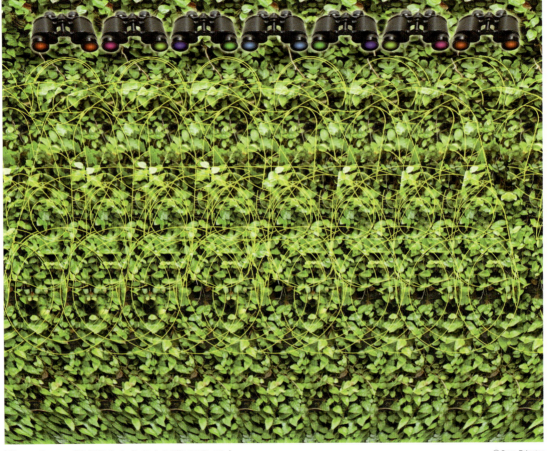

Binoculars 〈色鮮やかな心の中を覗いてみて。〉

©Gary Priester

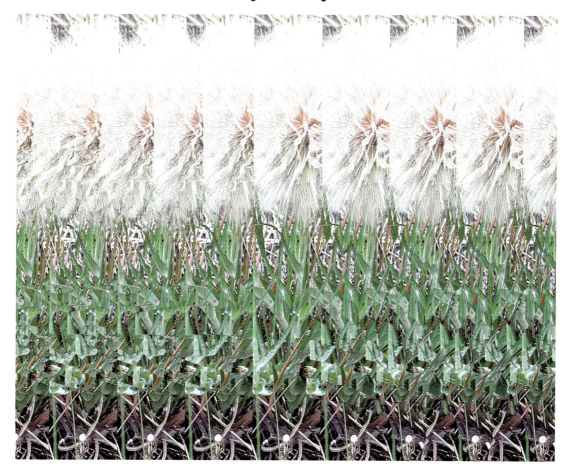

Dandelion 〈次はどこで花を咲かせるのでしょうか。〉

©Gary Priester

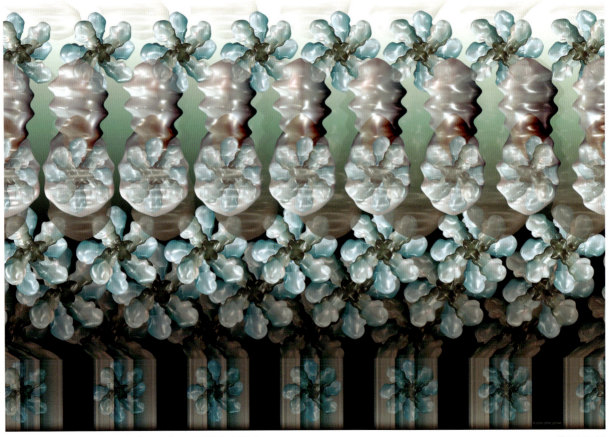

Trans Array 〈まるで水中花のような不思議な光景。〉

©Gene Levine

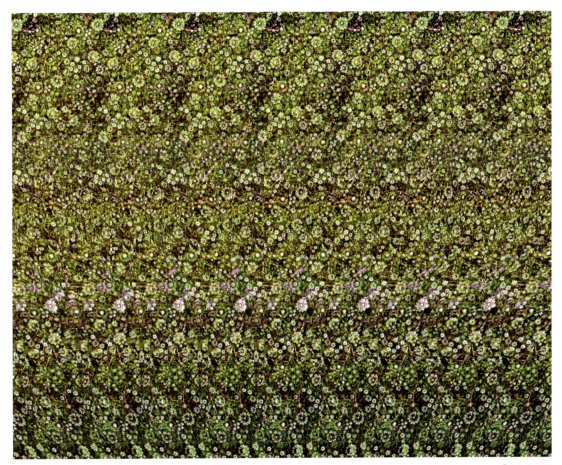

Springtime Maze 〈草花の中に隠された迷路です。〉

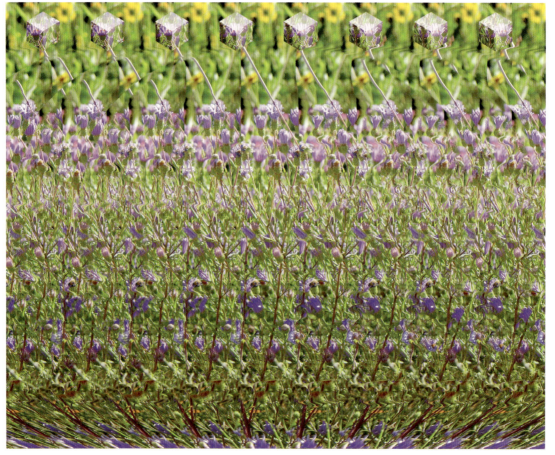

Springtime 〈春は始まりと芽生えの季節です。〉

©Gary Priester

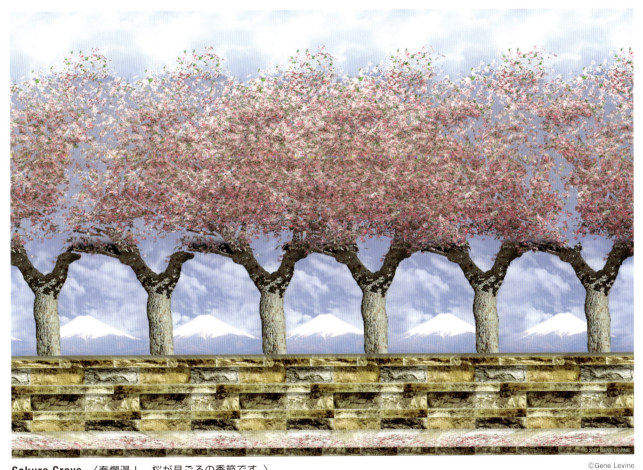

Sakura Grove 〈春爛漫！　桜が見ごろの季節です。〉

©Gene Levine

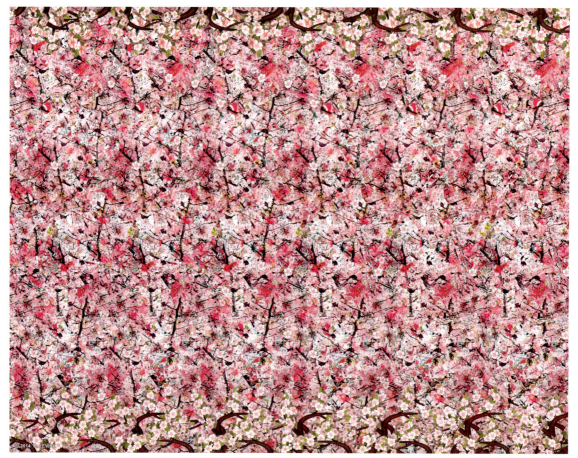

Blossom Time 〈満開の桜はいくつ見えるでしょう？〉

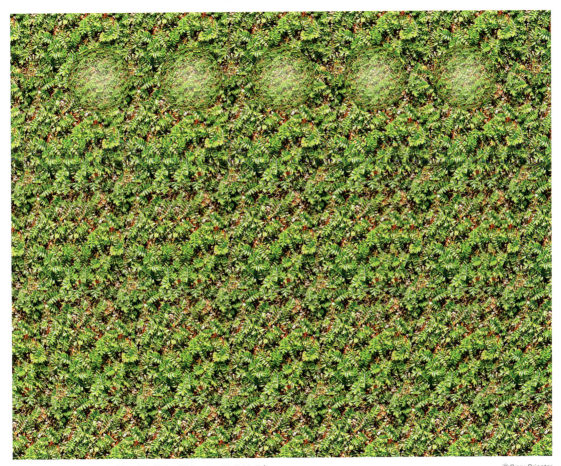

Leafy Grotto 〈生い茂る緑が覆い隠しているのは？〉

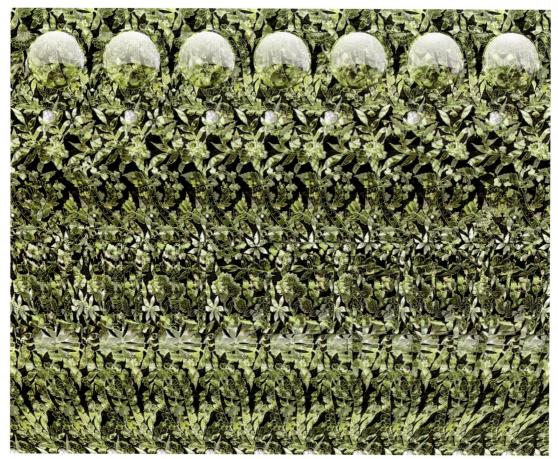

Gazebo 〈「ガゼボ」とは西洋風の東屋のこと。〉

©Gary Priester

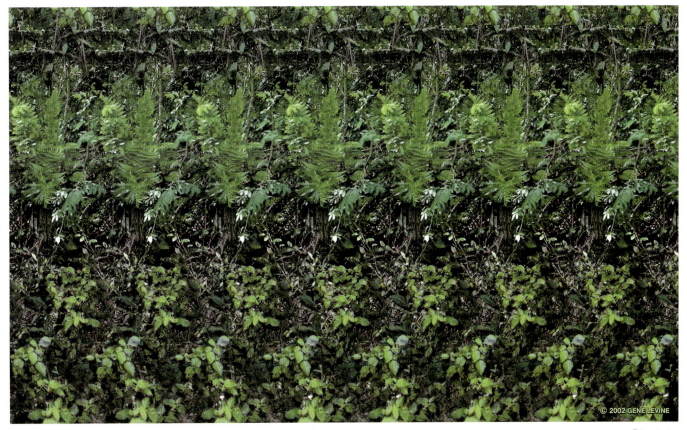

Forest Tropic 〈緑の森の奥深さ、静かさを楽しんでください。〉

©Gene Levine

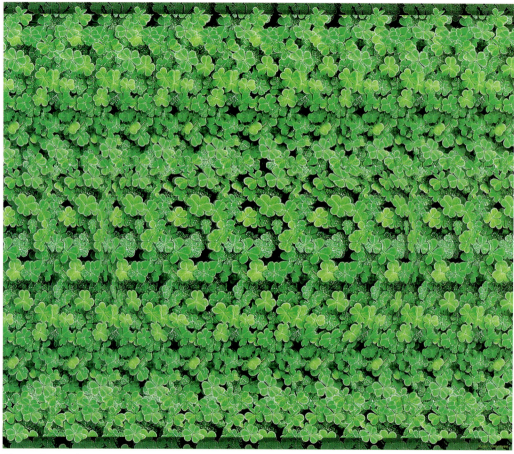

Clover Over 〈クローバーの群生をよーく見てみると……。〉

©Gene Levine

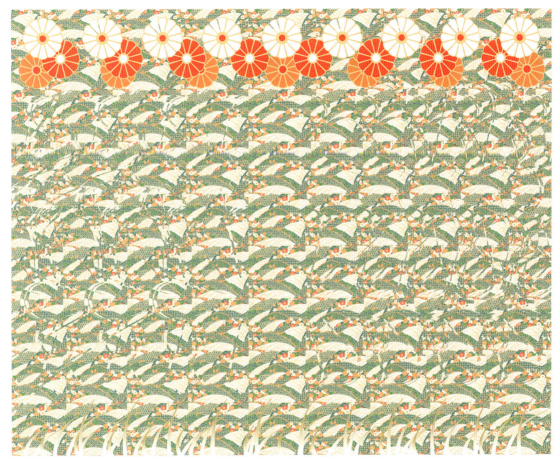

Chrysanthemums 〈和風の模様の中に現れるのは何の花？〉

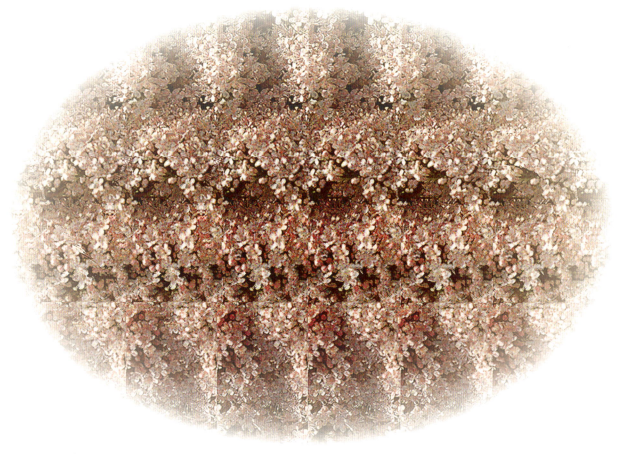

Two Hearts 〈美しく咲き乱れる桜の花が形作るのは？〉

©Gary Priester

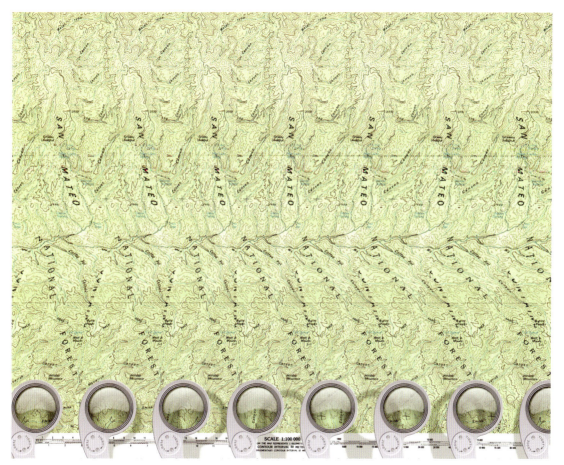

Topography 〈目を凝らして山を見つけましょう。〉

©Gary Priester

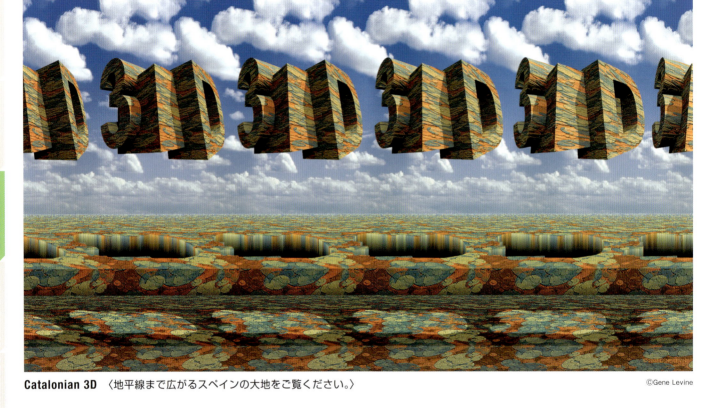

Catalonian 3D 〈地平線まで広がるスペインの大地をご覧ください。〉

©Gene Levine

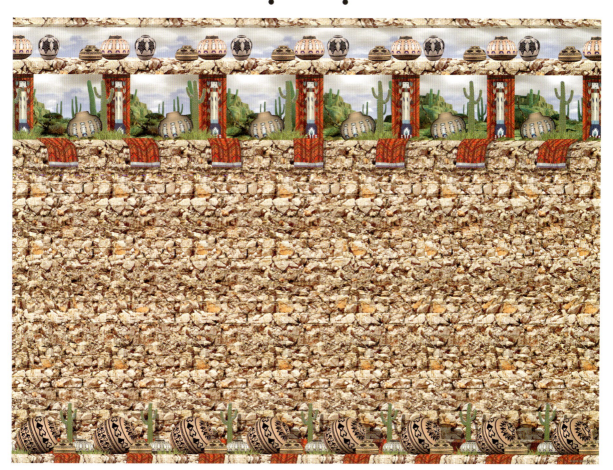

Pottery 〈インディアン、ナバホ族は、アメリカ南部の砂漠地帯に住んでいます。〉

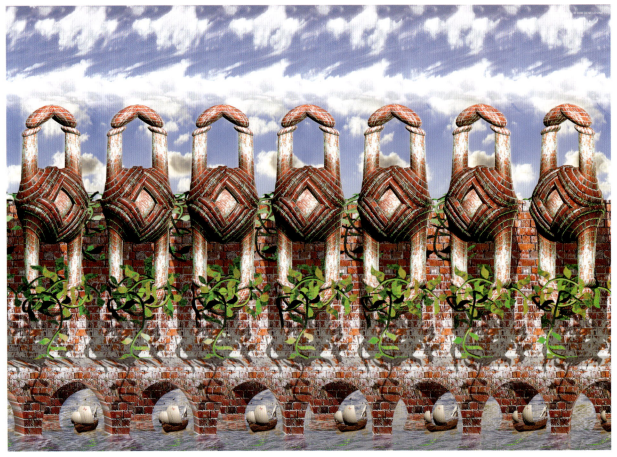

Western Edge of the World 〈目の前に広がる、透明感のある景色。〉

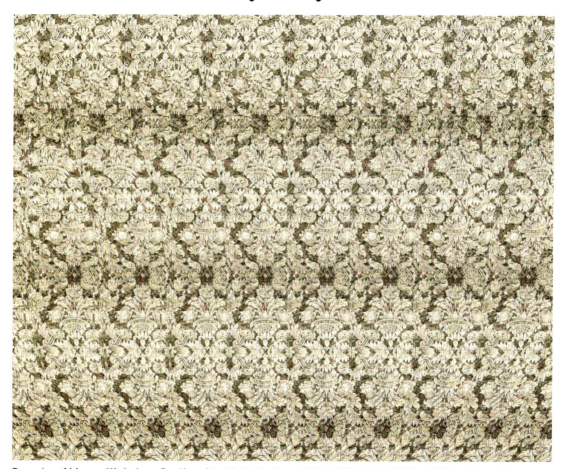

Downton Abbey - Highclere Castle 〈ハイクレア・カースルはイギリスにある貴族の住居です。〉 ©Gary Priester

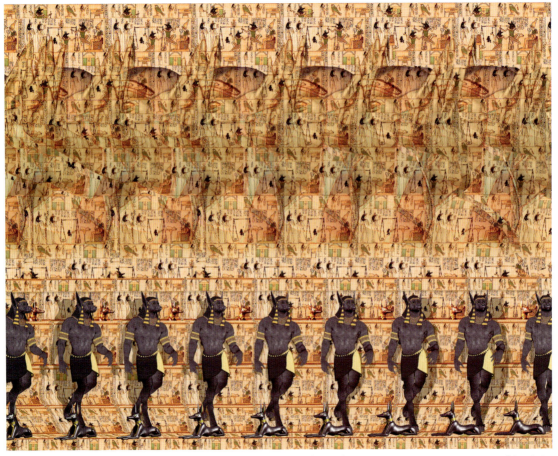

Anubis Array　〈"アヌビス"はエジプト神話に登場する冥界の神です。〉

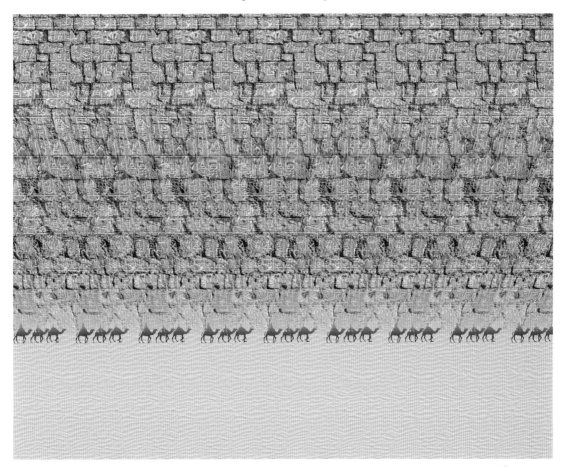

Valley of the Pyramids 〈エジプトのギザにあるピラミッド群です。〉

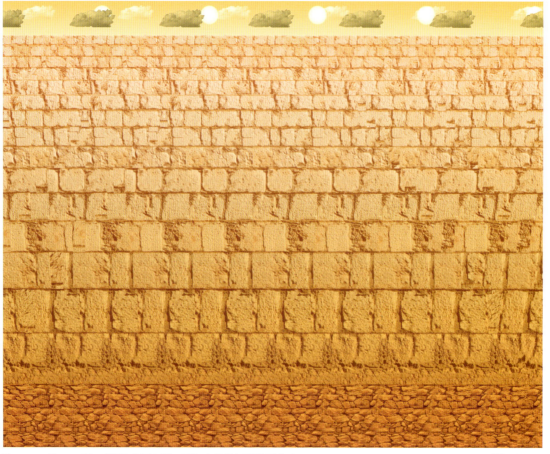

Summer Pyramid 〈どこまでも登っていきそうな石段です。〉

©Gary Priester

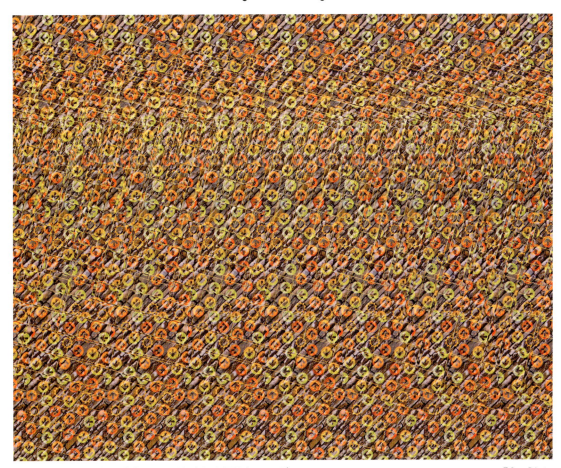

Top Down Pyramid 〈ピラミッドを上から見ると……？〉

©Gary Priester

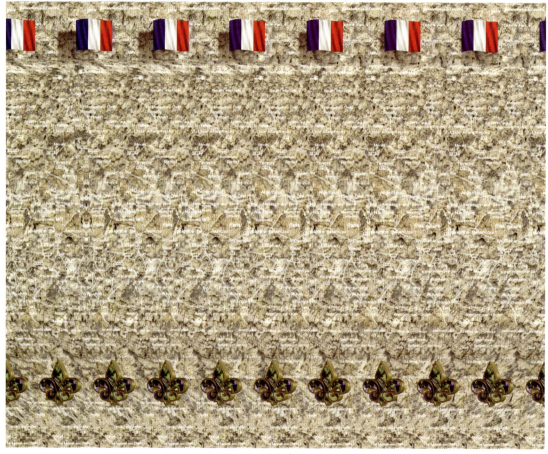

Arc de Triomphe 〈凱旋門はパリを象徴する建造物ですね。〉

©Gary Priester

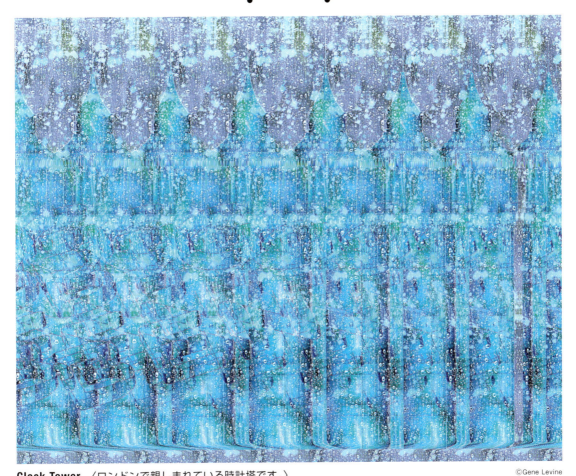

Clock Tower 〈ロンドンで親しまれている時計塔です。〉

©Gene Levine

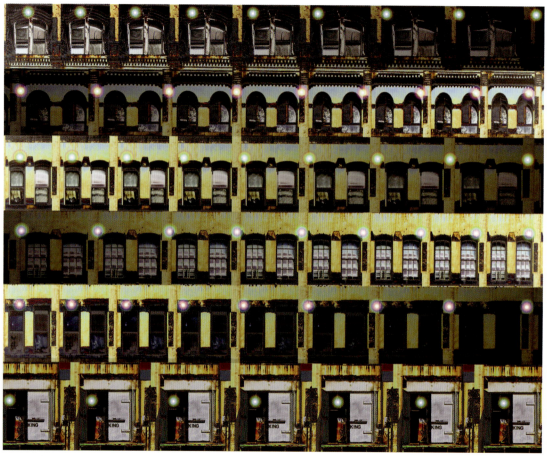

In and Out Building 〈入り組んだ建物群に迷い込んでしまいそうです。〉

©Gary Priester

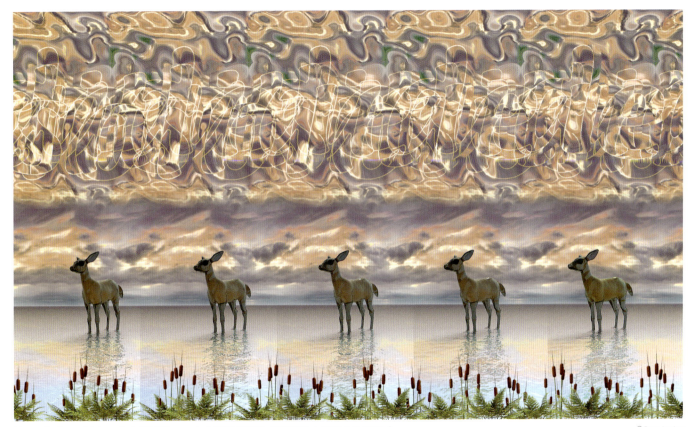

Fawn Lake 〈きれいな夕焼けは、一人の時間の安らぎを感じさせてくれます。〉

©Gene Levine

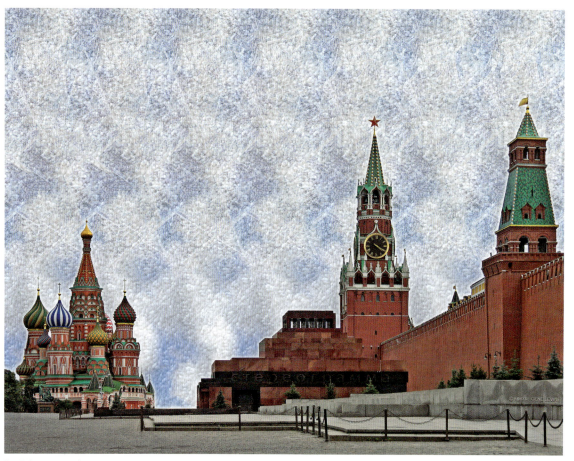

Red Square 〈ロシア・モスクワの赤の広場。聖ワシリィ大聖堂とスパスカヤ塔が特徴的です。〉

©Gene Levine

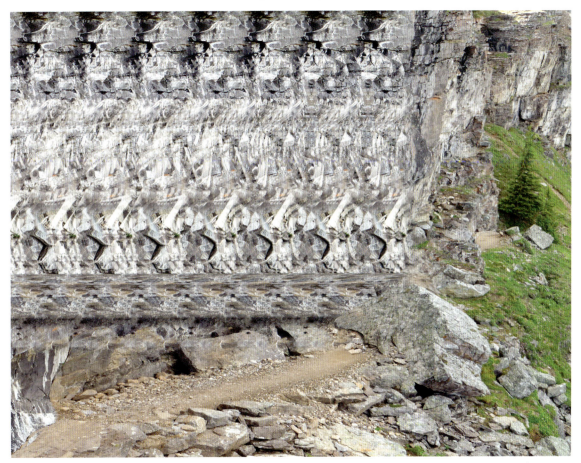

Fossil Mountain 〈カナダ・アルバータ州にある化石山の崖に潜むのは……？〉

©Gene Levine

LANDSCAPE

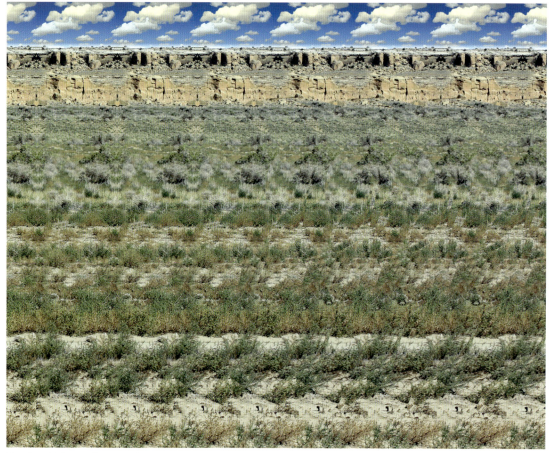

Sands of Time 〈砂がこぼれ落ちるのを見ていると、時間を忘れてしまいます。〉

©Gary Priester

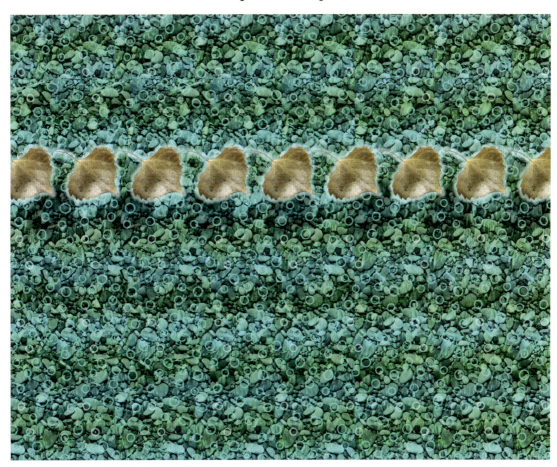

Peaceful Waters 〈水面に映る、平和の象徴。〉

©Gary Priester

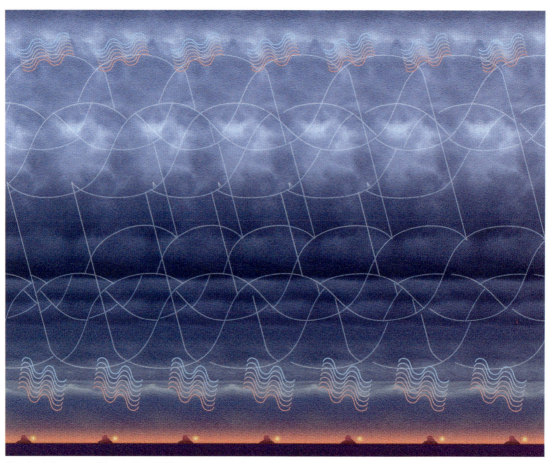

Magical Carpet 〈空に舞う不思議なカーペット。〉

©Gary Priester

Clos La Madeleine（France）〈ワインを開けるのに必要なものが隠れています。〉 ©Gary Priester

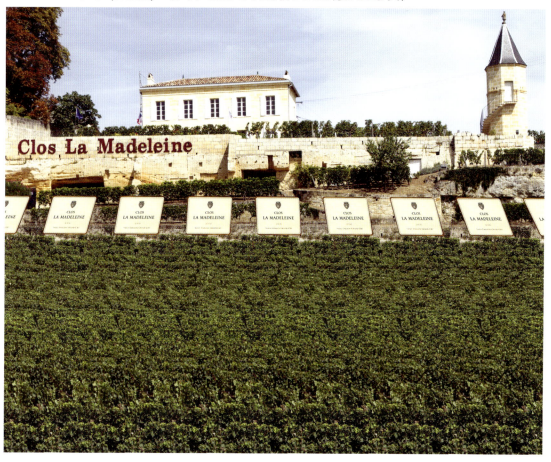

69

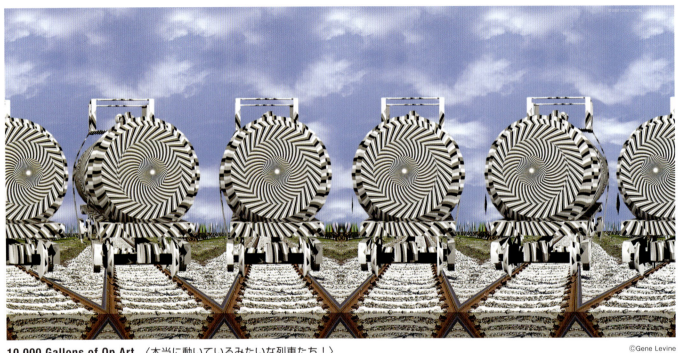

10,000 Gallons of Op Art 〈本当に動いているみたいな列車たち！〉

©Gene Levine

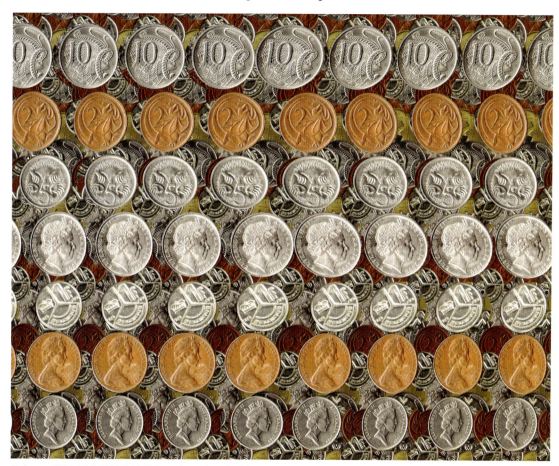

Coins 〈浮かび上がるのはどのコインでしょう？〉

©Gary Priester

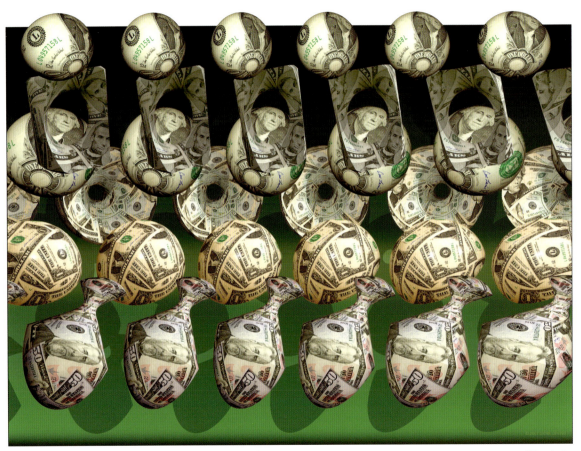

Papier Mâché 〈見事な立体感を楽しんでください。〉

©Gene Levine

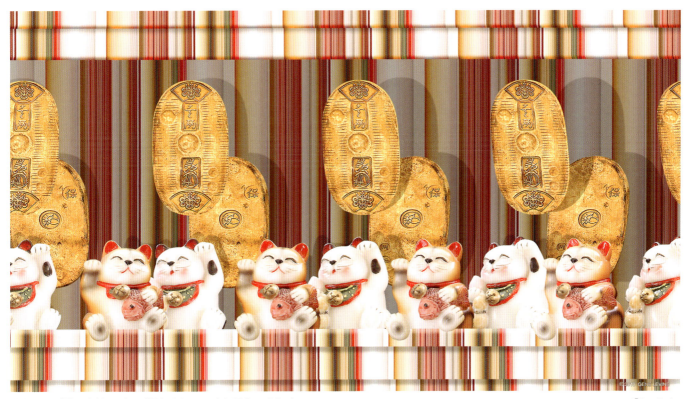

Koban 〈猫に小判。だけど福をまねいてくれそうですね。〉

©Gene Levine

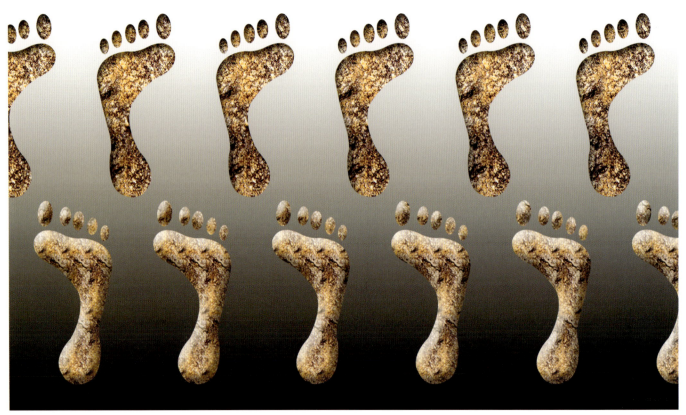

In-print Out-print 〈足跡がたくさん。ぺたぺたぺた……。〉

©Gene Levine

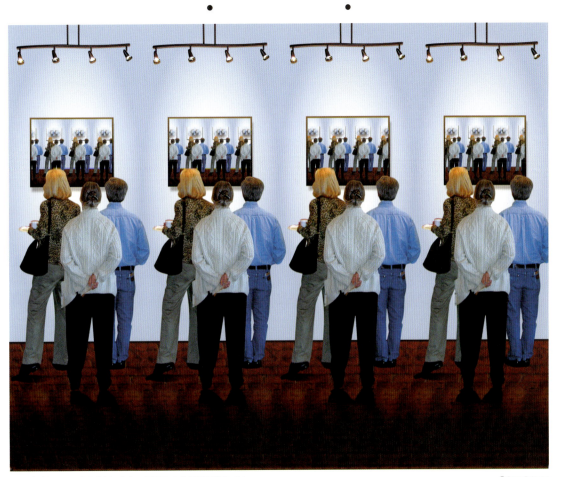

Art Gallery 〈週末はぜひ、画廊で美術鑑賞を！〉

©Gary Priester

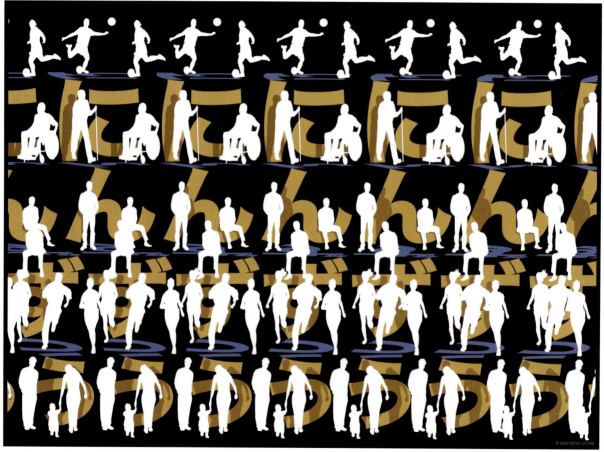

Number of People 〈このイラストの中には何人の人々がいるでしょう。〉

©Gene Levine

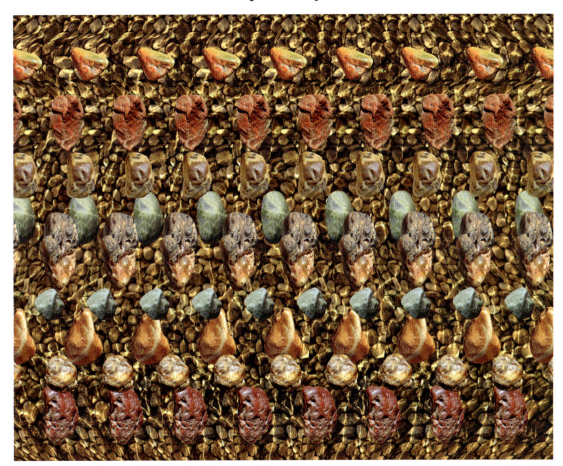

River Stones 〈川の中を流れていく石がたくさん！〉

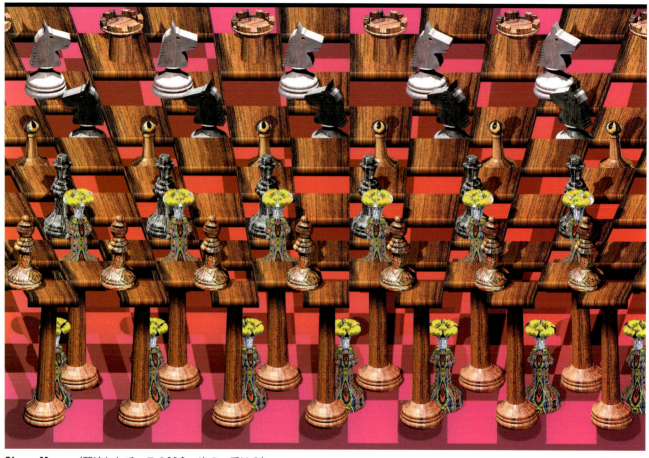

Chess Mess 〈緊迫したチェスの試合。次の一手は？〉

©Gene Levine

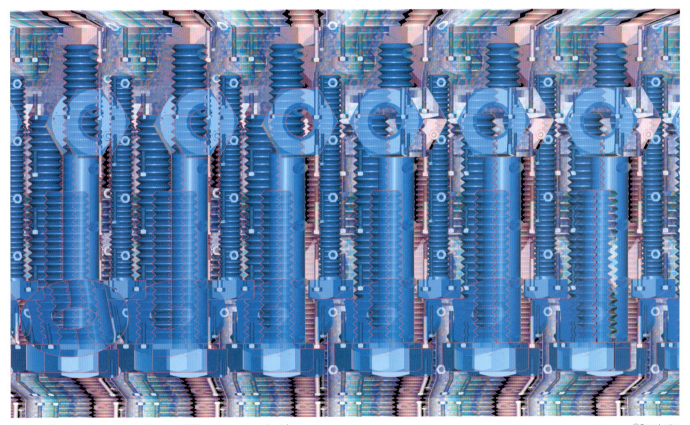

Nuts & Bolts 〈ナットとボルトの準備はできましたか？〉

©Gene Levine

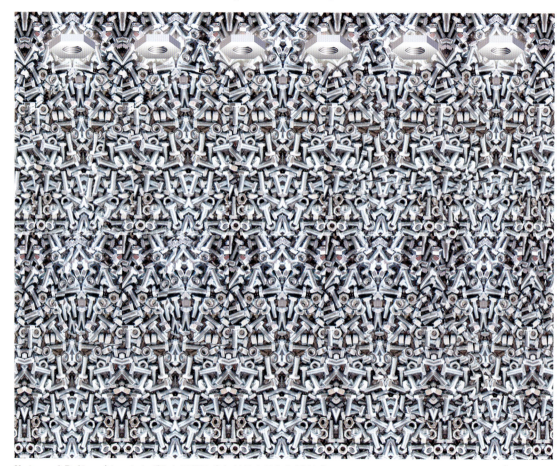

Nuts and Bolts 〈ナットとボルトを組み合わせるとこんな感じ。〉

©Gary Priester

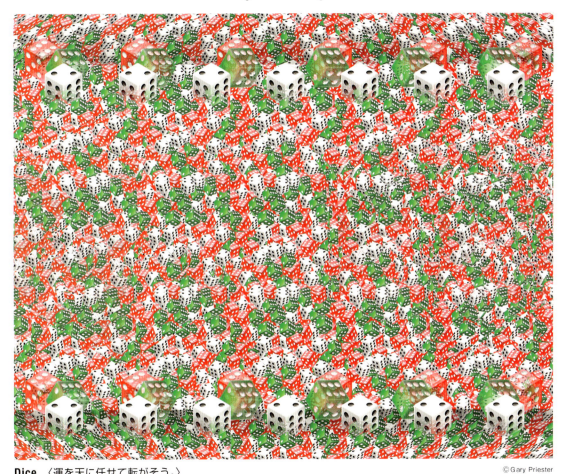

Dice 〈運を天に任せて転がそう。〉

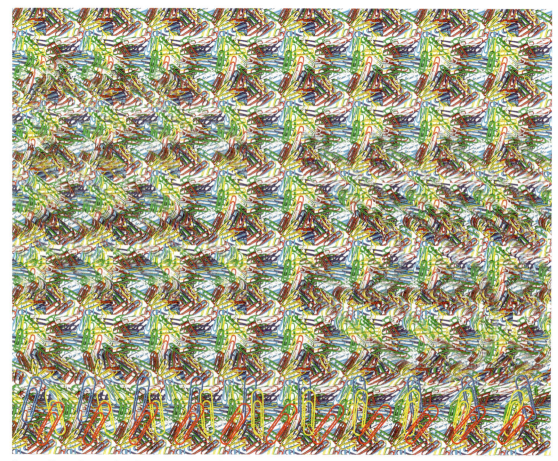

Paperclips 〈さあ、何を綴じましょうか？〉

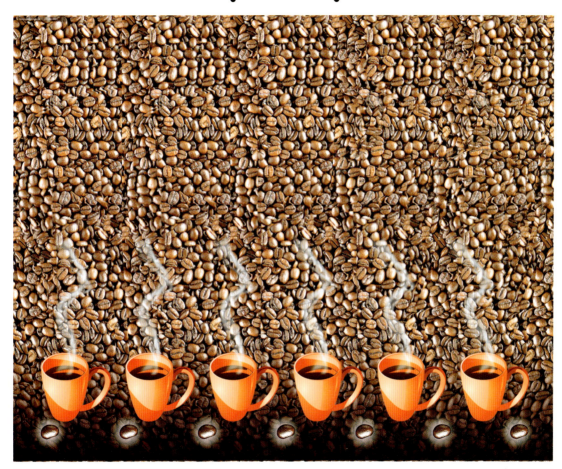

Hot Coffee 〈芳醇な香りが薫ってきそう。〉

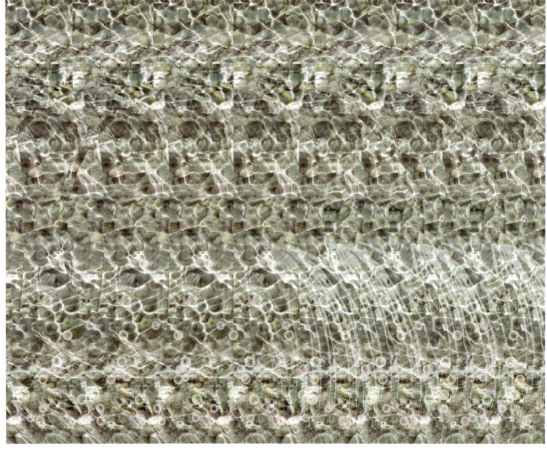

Cool Clear Warter 〈命の源、癒しの水。〉

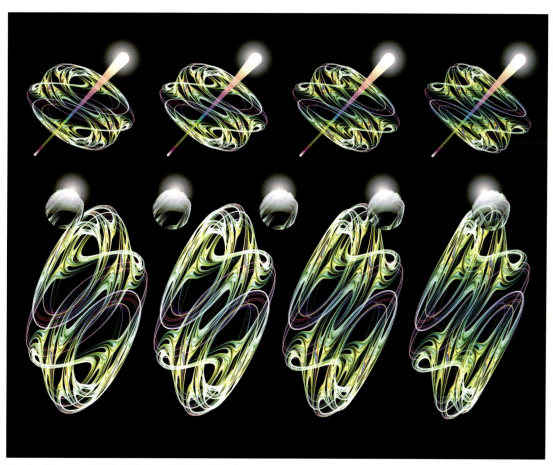

Smoke Rings 〈暗闇に浮かぶ、不思議な球体。〉

©Gary Priester

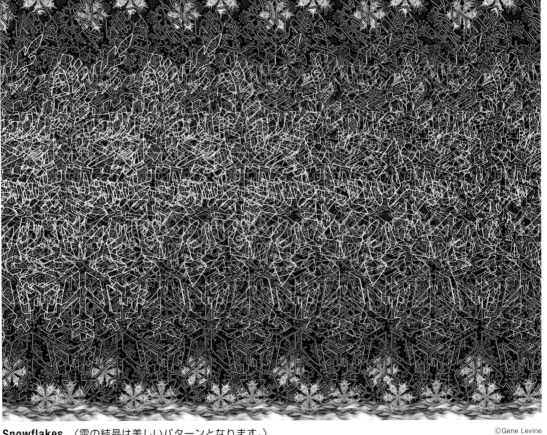

Snowflakes 〈雪の結晶は美しいパターンとなります。〉

©Gene Levine

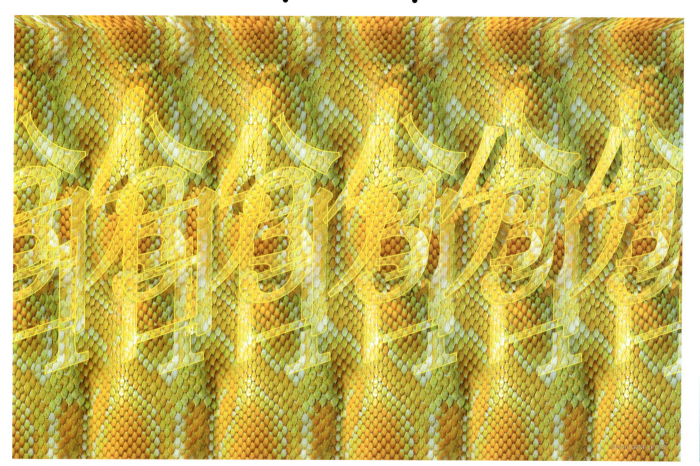

Practice 〈マジカル・アイの練習時間の目安です。〉

©Gene Levine

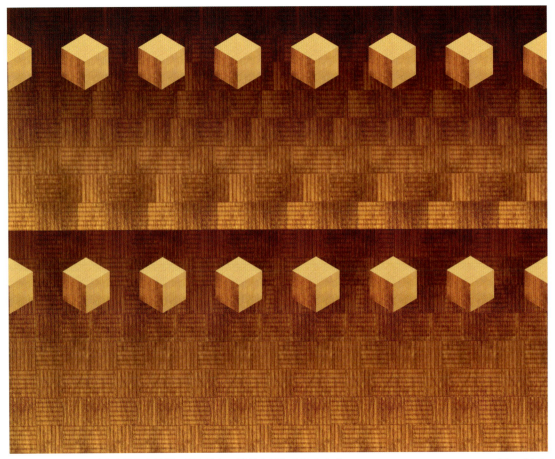

Parquet Cubes 〈立方体を立体視で重ねると、奥行きが生まれます。〉

©Gary Priester

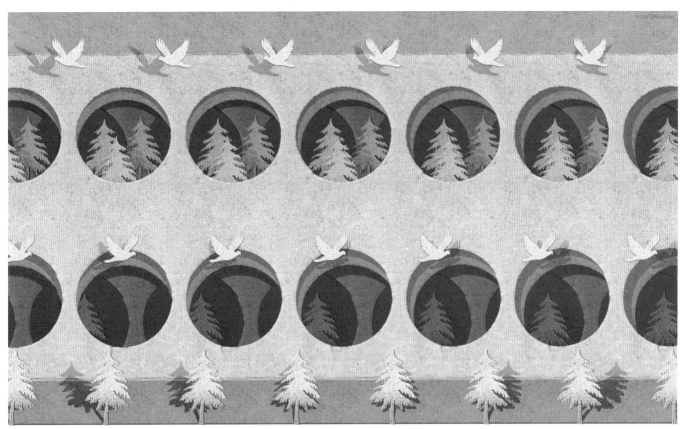

Cardboard Cutout 〈厚紙で作られた世界の奥を覗き込んでみましょう。〉

©Gene Levine

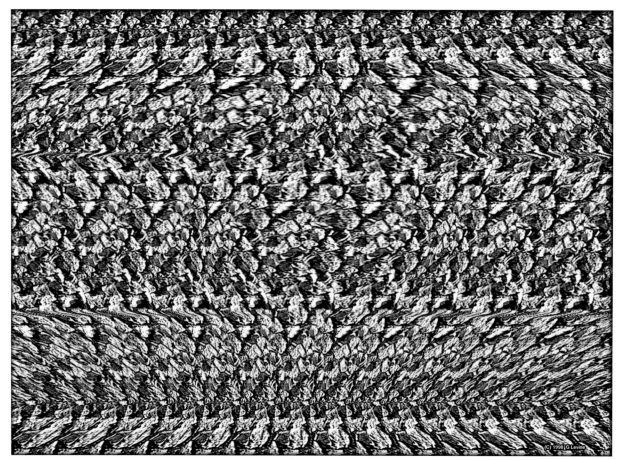

Juxtapositions 〈奥まで続く迫力満点の凹凸が楽しめます。〉   ©Gene Levine

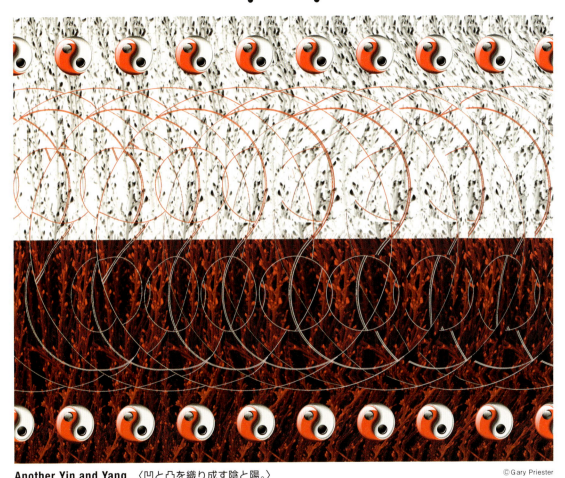

Another Yin and Yang 〈凹と凸を織り成す陰と陽。〉

©Gary Priester

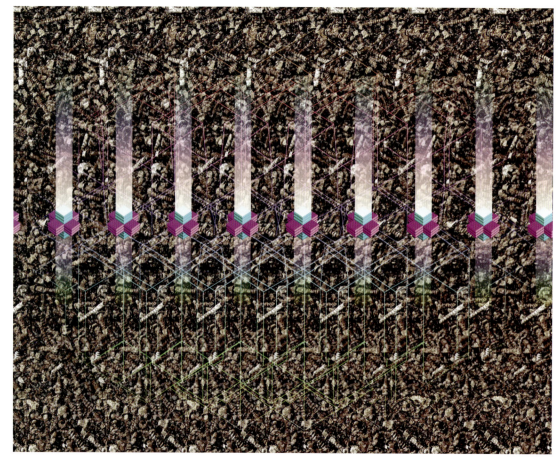

Big Plus 〈立体になった＋マークはこんな感じ？〉

©Gary Priester

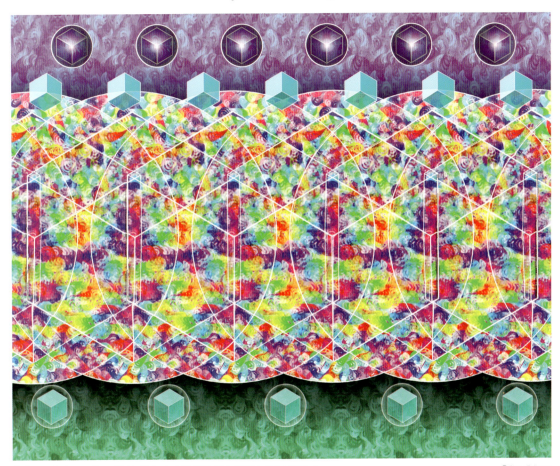

Cube n Sphere 2 〈円と線と立方体が色彩と調和しています。〉

©Gary Priester

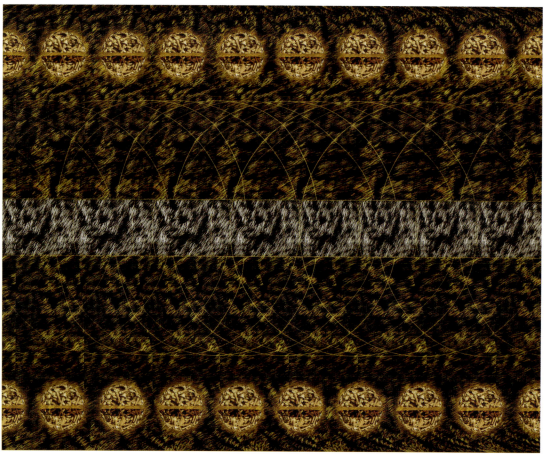

Bump and Dent 〈平行法と交差法では見え方が全く逆になります。〉 ©Gary Priester

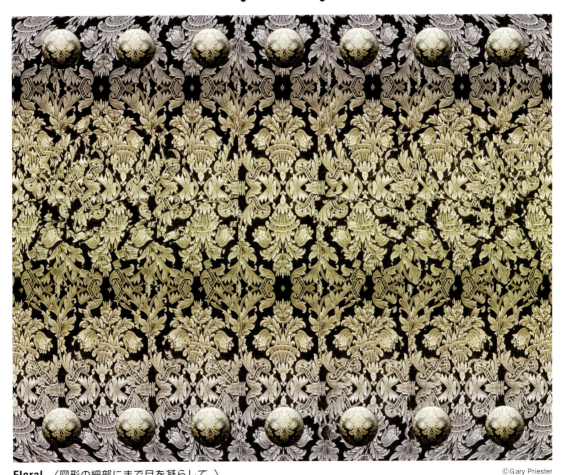

Floral 〈図形の細部にまで目を凝らして。〉

©Gary Priester

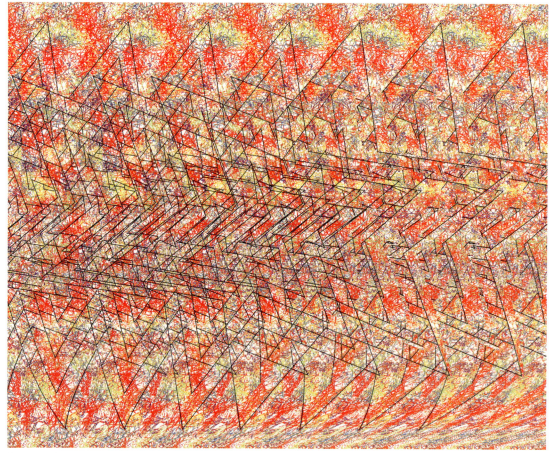

Star Mobile 〈クリスマスのオーナメントのような……。〉

©Gary Priester

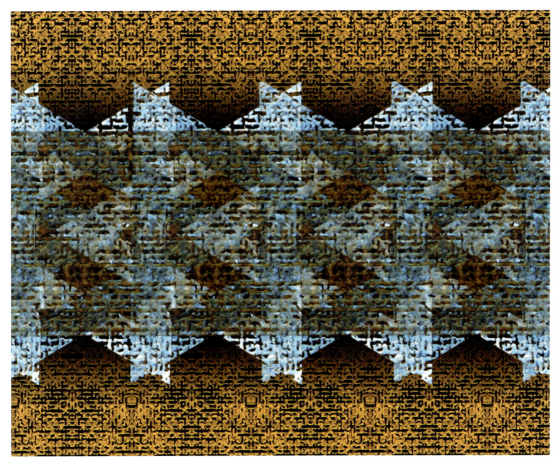

Star of David 〈よく見ると立体的に交差したシンボルが浮かび上がります。〉 ©Gary Priester

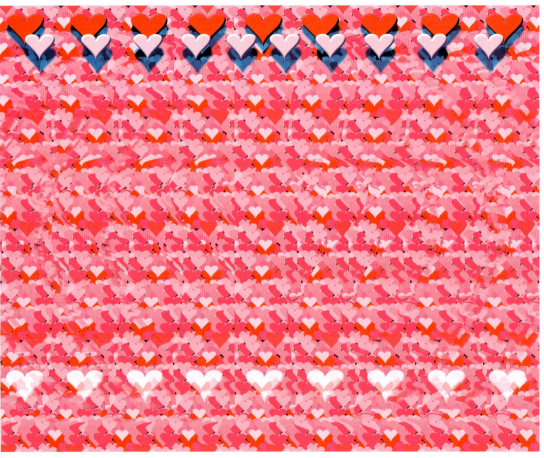

Hole in My Heart 〈ハートの中に見えるのもハート。〉

©Gary Priester

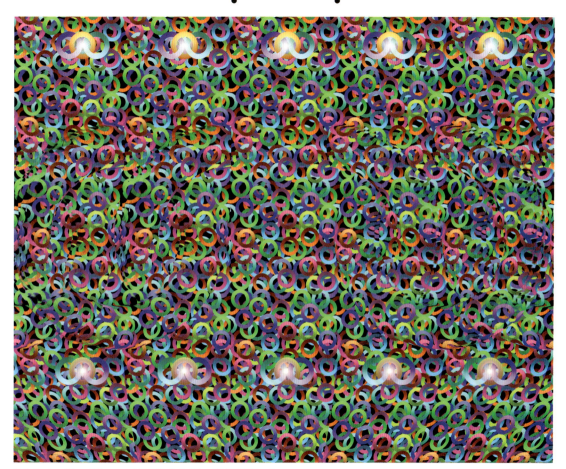

3 Interlocking Rings 〈色鮮やかなリングの繋がり。〉

©Gary Priester

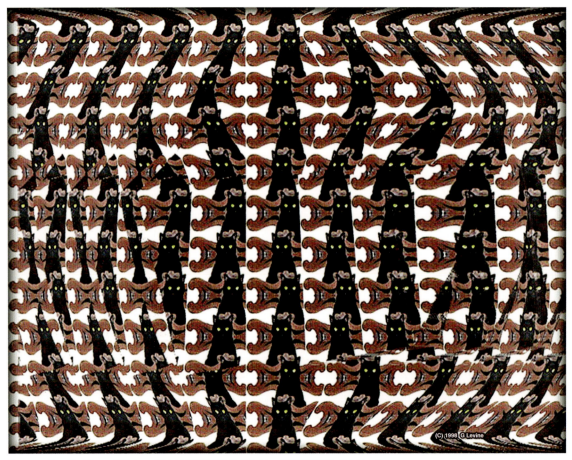

Square Peg In Round Hole 〈「丸い穴に四角の栓」は、"不適格者"のこと。〉

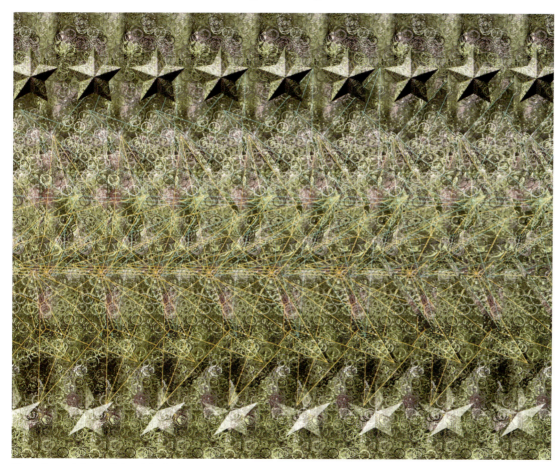

Stars In and Out 〈浮かび上がる場所だけじゃなく沈む場所にも注目してください。〉 ©Gary Priester

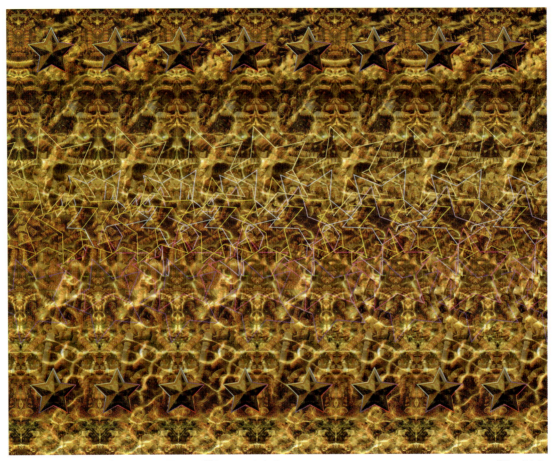

Suspended Stars 〈たくさんの星たちが輝いています。〉

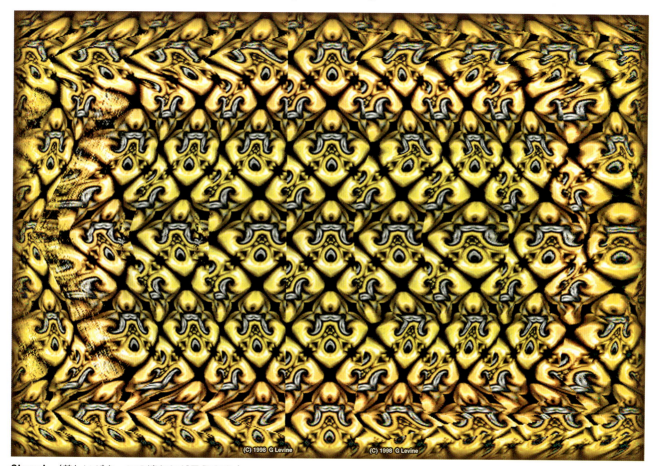

Cloved 〈美しいパターンの連なりが見えます。〉

©Gene Levine

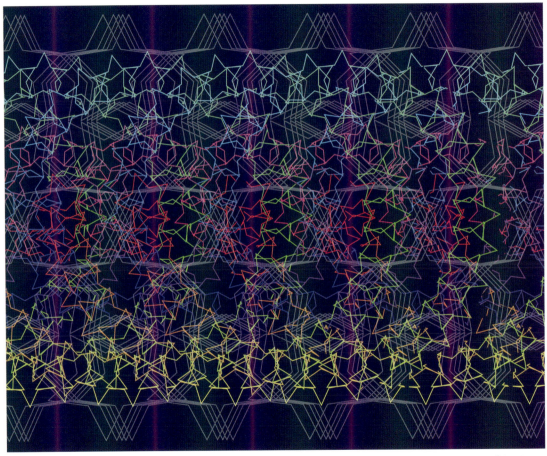

Starals 〈星々が創り出す鮮やかな模様。〉

©Gary Priester

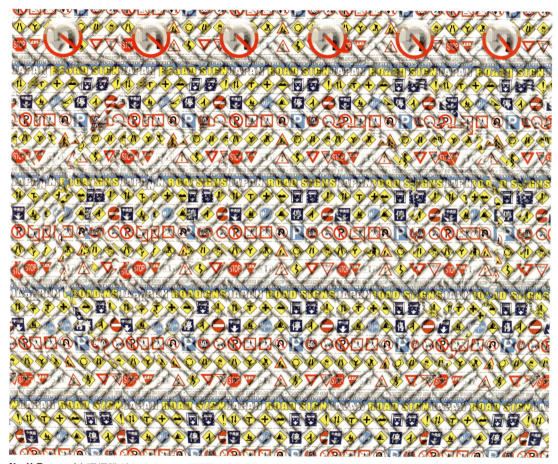

No U Turn 〈交通標識がたくさん!! 正解はどれ？〉

©Gary Priester

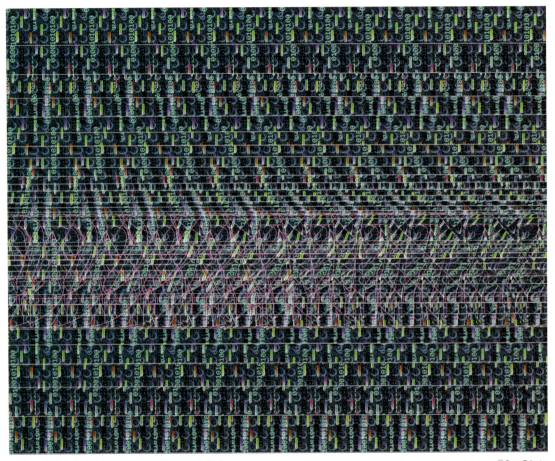

Data 〈データの向こうにある2進数の世界。〉

©Gary Priester

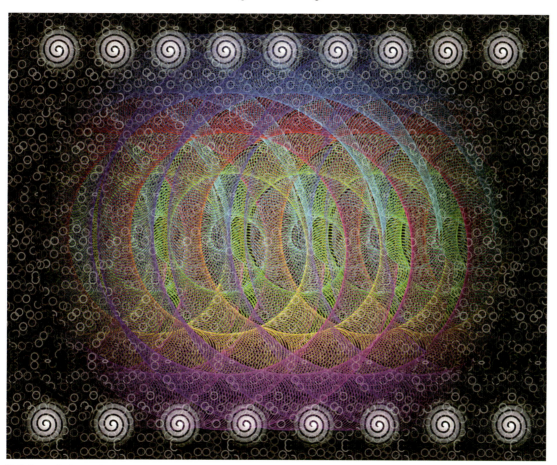

Rainbow Spiral 〈吸い込まれてしまいそうな虹色のぐるぐる……。〉 ©Gary Priester

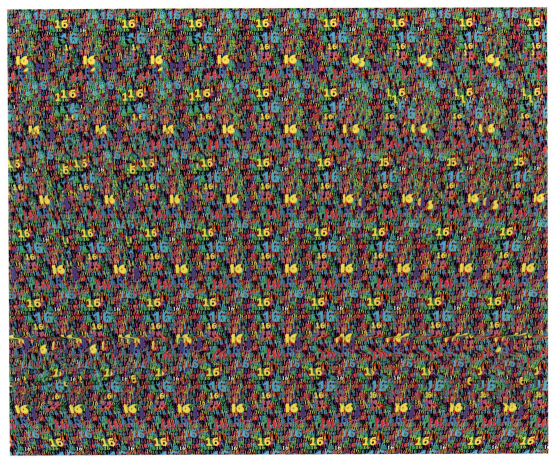

Happy Birthday 〈誕生日おめでとう！　何歳になったのかな？〉

©Gary Priester

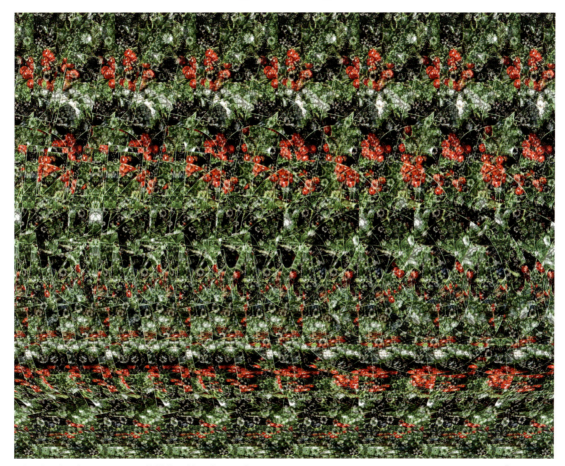

HO HO HO 〈サンタさんの特徴的な笑い声です。〉

©Gary Priester

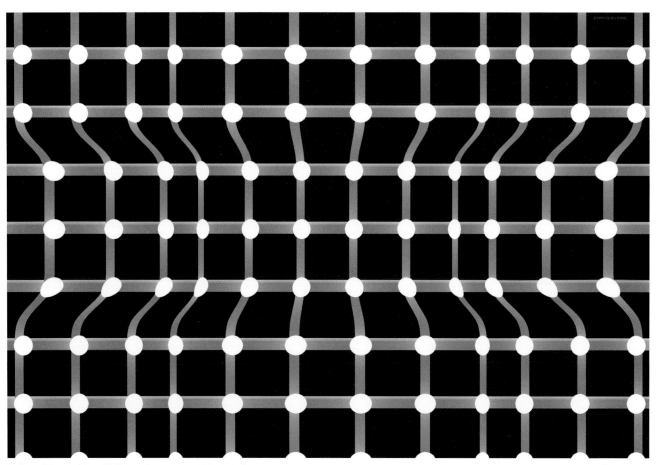

It Sparkles 〈目の錯覚でチカチカして見えます。〉

©Gene Levine

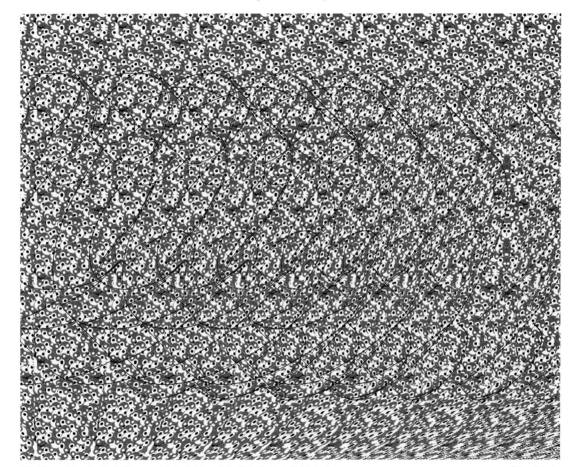

Yin Yang Exploded View 〈立体をじっくり楽しめる1作です。〉 ©Gary Priester

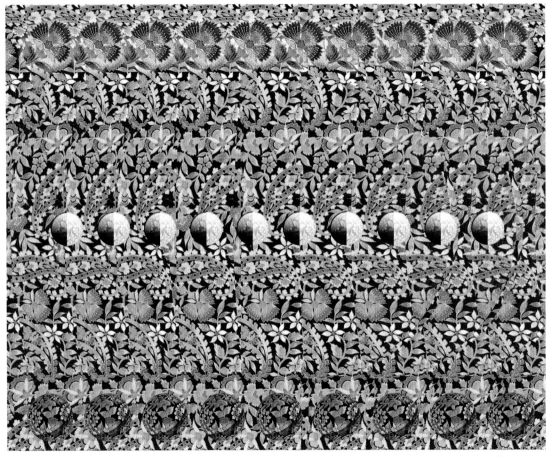

Black and White 〈アシンメトリーな凹凸を楽しんでください。〉

©Gary Priester

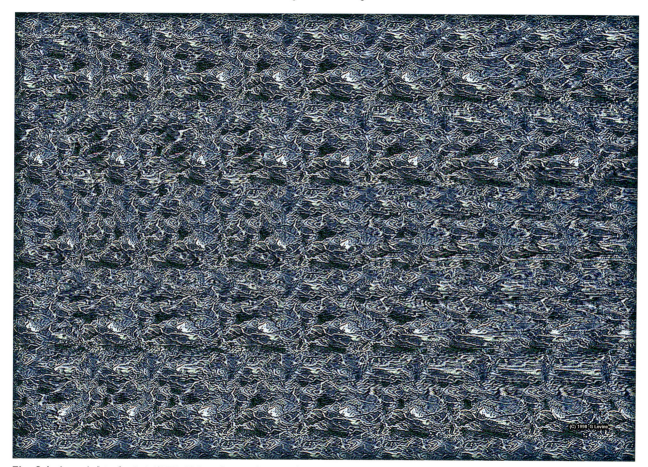

The Grinder 〈ゴツゴツした岩原に連なる山々のパターン。〉

©Gene Levine

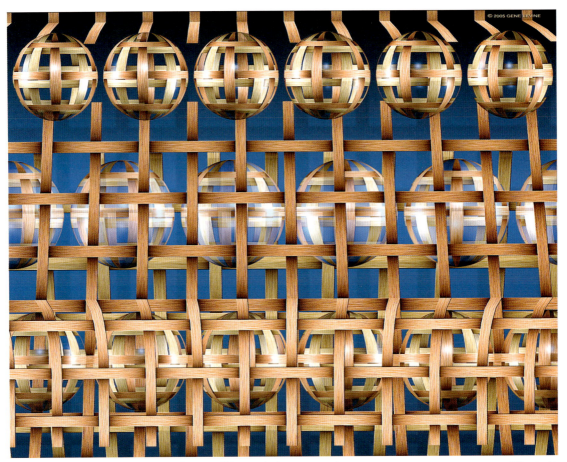

Lattice 〈球体と格子が織り成す、摩訶不思議なアート。〉

©Gene Levine

こんなふうに見えましたか？

イラストを立体視したときに見えてくるもののイメージです。
すべて平行法で見たときのものとなっています。
★印のものは、かくされたイメージが浮き出るものではなく、
イラストがそのまま立体的に見える「マジカル・アイ」です。

解答 Answers

P18
Ligurian Sea Cetacean Sanctuary

[平行法]「クジラとイルカ」が、手前に浮き出て見えます

[交差法] 平行法と、凹凸が逆に見えます

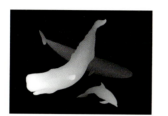

P19
Tubbataha Reefs, Philippines

[平行法]「ウミガメ」が、手前に浮き出て見えます

[交差法] 平行法と、凹凸が逆に見えます

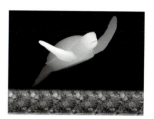

P20
Steppin' 1

[平行法]「ネコ」が、手前に浮き出て見えます

[交差法] 平行法と、凹凸が逆に見えます

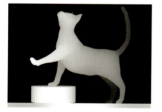

P21
Dromedary

[平行法]「ラクダが2頭」、手前に浮き出て見えます

[交差法] 平行法と、凹凸が逆に見えます

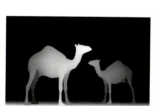

P22
Dairy

[平行法]「ウシ」が、手前に浮き出て見えます

[交差法] 平行法と、凹凸が逆に見えます

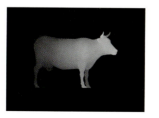

P23
Bearback

[平行法]「クマと子グマ」が、手前に浮き出て見えます

[交差法] 平行法と、凹凸が逆に見えます

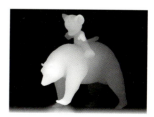

P24
Beauty & Beast

`平行法` 「美女とゴリラ」が、手前に浮き出て見えます

`交差法` 平行法と、凹凸が逆に見えます

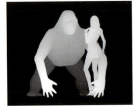

P25
Pinky

`平行法` 「ゾウのぬいぐるみ」が、手前に浮き出て見えます

`交差法` 平行法と、凹凸が逆に見えます

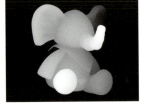

P26
Pachyderm Lite

`平行法` 「ゾウ」が、手前に浮き出て見えます

`交差法` 平行法と、凹凸が逆に見えます

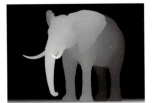

P27
Porcelain Horse

`平行法` 「ウマ」が、手前に浮き出て見えます

`交差法` 平行法と、凹凸が逆に見えます

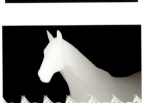

P28
Stag

`平行法` 「シカ」が、手前に浮き出て見えます

`交差法` 平行法と、凹凸が逆に見えます

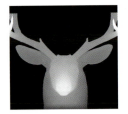

P29
The Choir

`平行法` 「ペンギンが3羽」、手前に浮き出て見えます

`交差法` 平行法と、凹凸が逆に見えます

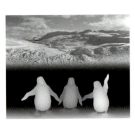

P30
Triceratops Rocks

`平行法` 「トリケラトプス」が、手前に浮き出て見えます

`交差法` 平行法と、凹凸が逆に見えます

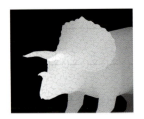

P31
Flower Visitor

`平行法` 「ウサギ」が、手前に浮き出て見えます

`交差法` 平行法と、凹凸が逆に見えます

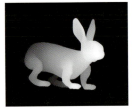

P32
Baby Duck

平行法 「アヒル」が、手前に浮き出て見えます

交差法 平行法と、凹凸が逆に見えます

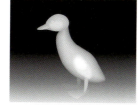

P33
Perch

平行法 「ネコ」が、手前に浮き出て見えます

交差法 平行法と、凹凸が逆に見えます

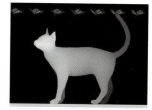

P34
Romp

平行法 「ウマ」が、手前に浮き出て見えます

交差法 平行法と、凹凸が逆に見えます

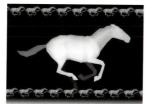

P35
Phoenix

平行法 「フェニックス」が、手前に浮き出て見えます

交差法 平行法と、凹凸が逆に見えます

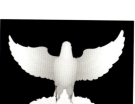

P36
Butterfly Scarf ★

平行法 奥行きが出て立体的に見えます

交差法 平行法と、凹凸が逆に見えます

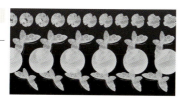

P37
Flower Curl

平行法 このような図形が、手前に浮き出て見えます

交差法 平行法と、凹凸が逆に見えます

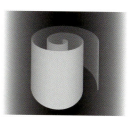

P38
Binoculars

平行法 「双眼鏡」が、手前に浮き出て見えます

交差法 平行法と、凹凸が逆に見えます

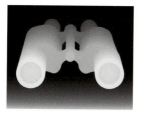

P39
Dandelion

平行法 「タンポポ」が、手前に浮き出て見えます

交差法 平行法と、凹凸が逆に見えます

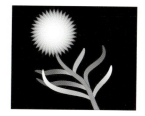

P40
Trans Array ★

平行法 奥行きが出て立体的に見えます

交差法 平行法と、凹凸が逆に見えます

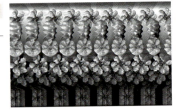

P41
Springtime Maze

平行法 「迷路」が、手前に浮き出て見えます

交差法 平行法と、凹凸が逆に見えます

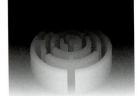

P42
Springtime

平行法 「時計」が、手前に浮き出て見えます

交差法 平行法と、凹凸が逆に見えます

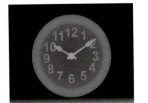

P43
Sakura Grove

平行法 「桜の木」が、手前に浮き出て見えます

交差法 平行法と、凹凸が逆に見えます

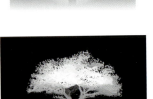

P44
Blossom Time

平行法 「桜の花が3つ」、手前に浮き出て見えます

交差法 平行法と、凹凸が逆に見えます

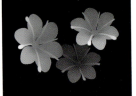

P45
Leafy Grotto

平行法 「壺」が、手前に浮き出て見えます

交差法 平行法と、凹凸が逆に見えます

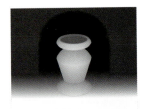

P46
Gazebo

平行法 このような建物が、手前に浮き出て見えます

交差法 平行法と、凹凸が逆に見えます

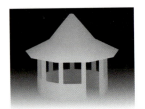

P47
Forest Tropic ★

平行法 奥行きが出て立体的に見えます

交差法 平行法と、凹凸が逆に見えます

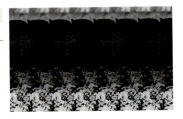

118

P48
Clover Over

[平行法] このような図形が、奥に沈んで見えます

[交差法] このような図形が、手前に浮き出て見えます

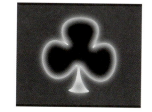

P49
Chrysanthemums

[平行法] このような図形が、手前に浮き出て見えます

[交差法] 平行法と、凹凸が逆に見えます

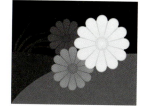

P50
Two Hearts

[平行法] 「ハートが2つ」、手前に浮き出て見えます

[交差法] 平行法と、凹凸が逆に見えます

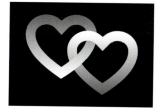

P51
Topography

[平行法] このような凹凸が生まれ、手前に浮き出て見えます

[交差法] このような凹凸が生まれ、奥に沈んで見えます

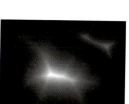

P52
Catalonian 3D ★

[平行法] 奥行きが出て立体的に見えます

[交差法] 平行法と、凹凸が逆に見えます

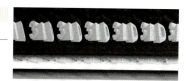

P53
Pottery

[平行法] このような文字と「壺」が、手前に浮き出て見えます

[交差法] 平行法と、凹凸が逆に見えます

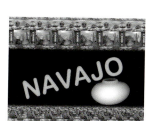

P54
Western Edge of the World ★

[平行法] 奥行きが出て立体的に見えます

[交差法] 平行法と、凹凸が逆に見えます

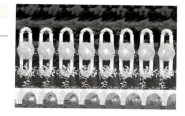

P55
Downton Abbey - Highclere Castle

[平行法] このような建物が、手前に浮き出て見えます

[交差法] 平行法と、凹凸が逆に見えます

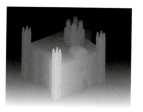

119

P56
Anubis Array

平行法 「アヌビス神」が、手前に浮き出て見えます

交差法 平行法と、凹凸が逆に見えます

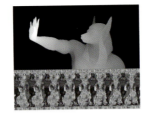

P57
Valley of the Pyramids

平行法 このような風景が、手前に浮き出て見えます

交差法 平行法と、凹凸が逆に見えます

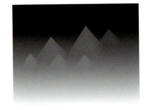

P58
Summer Pyramid

平行法 このような図形が、手前に浮き出て見えます

交差法 このような図形が、奥に沈んで見えます

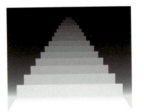

P59
Top Down Pyramid

平行法 このような図形が、手前に浮き出て見えます

交差法 このような図形が、奥に沈んで見えます

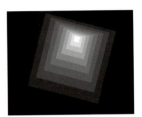

P60
Arc de Triomphe

平行法 「凱旋門」が、手前に浮き出て見えます

交差法 平行法と、凹凸が逆に見えます

P61
Clock Tower

平行法 「ビッグベン」とこのような文字が、手前に浮き出て見えます

交差法 平行法と、凹凸が逆に見えます

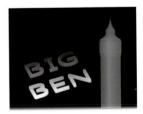

P62
In and Out Building ★

平行法 奥行きが出て立体的に見えます

交差法 平行法と、凹凸が逆に見えます

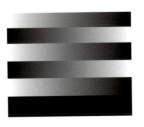

P63
Fawn Lake

平行法 このような文字が、手前に浮き出て見えます

交差法 このような文字が、奥に沈んで見えます

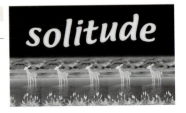

P64
Red Square
- 平行法: 「星」とこのような文字が、手前に浮き出て見えます
- 交差法: 「星」とこのような文字が、奥に沈んで見えます

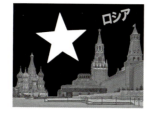

P65
Fossil Mountain
- 平行法: 「恐竜の化石」が、手前に浮き出て見えます
- 交差法: 平行法と、凹凸が逆に見えます

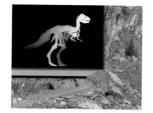

P66
Sands of Time
- 平行法: 「砂時計」が、手前に浮き出て見えます
- 交差法: 平行法と、凹凸が逆に見えます

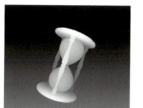

P67
Peaceful Waters
- 平行法: このような図形が、手前に浮き出て見えます
- 交差法: 平行法と、凹凸が逆に見えます

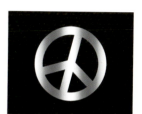

P68
Magical Carpet
- 平行法: このような図形が、手前に浮き出て見えます
- 交差法: 平行法と、凹凸が逆に見えます

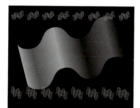

P69
Clos La Madeleine（France）
- 平行法: 「ワインオープナー」が、手前に浮き出て見えます
- 交差法: 平行法と、凹凸が逆に見えます

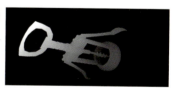

P70
10,000 Gallons of Op Art ★
- 平行法: 奥行きが出て立体的に見えます
- 交差法: 平行法と、凹凸が逆に見えます

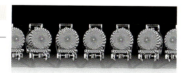

P71
Coins
- 平行法: 「コイン」が、手前に浮き出て見えます
- 交差法: 平行法と、凹凸が逆に見えます

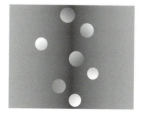

121

P72
Papier Mâché ★

`平行法` 奥行きが出て立体的に見えます

`交差法` 平行法と、凹凸が逆に見えます

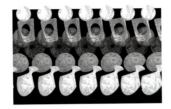

P73
Koban ★

`平行法` 奥行きが出て立体的に見えます

`交差法` 平行法と、凹凸が逆に見えます

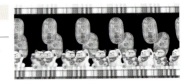

P74
In-print Out-print ★

`平行法` 奥行きが出て立体的に見えます

`交差法` 平行法と、凹凸が逆に見えます

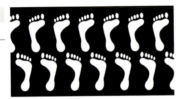

P75
Art Gallery ★

`平行法` 奥行きが出て立体的に見えます

`交差法` 平行法と、凹凸が逆に見えます

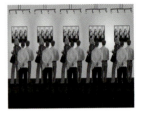

P76
Number of People ★

`平行法` 奥行きが出て立体的に見えます

`交差法` 平行法と、凹凸が逆に見えます

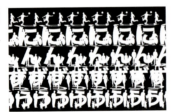

P77
River Stones ★

`平行法` 奥行きが出て立体的に見えます

`交差法` 平行法と、凹凸が逆に見えます

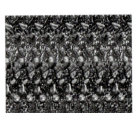

P78
Chess Mess ★

`平行法` 奥行きが出て立体的に見えます

`交差法` 平行法と、凹凸が逆に見えます

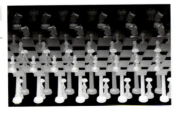

P79
Nuts & Bolts

`平行法` このような図形が、手前に浮き出て見えます

`交差法` 平行法と、凹凸が逆に見えます

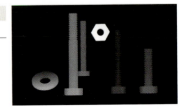

P80
Nuts and Bolts

平行法 このような図形が、手前に浮き出て見えます

交差法 平行法と、凹凸が逆に見えます

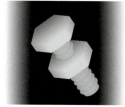

P81
Dice

平行法 「サイコロが2つ」、手前に浮き出て見えます

交差法 平行法と、凹凸が逆に見えます

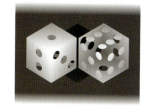

P82
Paperclips

平行法 「クリップ」が、手前に浮き出て見えます

交差法 平行法と、凹凸が逆に見えます

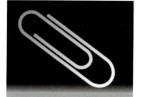

P83
Hot Coffee

平行法 「コーヒーカップ」が、手前に浮き出て見えます

交差法 平行法と、凹凸が逆に見えます

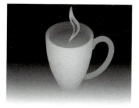

P84
Cool Clear Warter

平行法 「水がめ」が、手前に浮き出て見えます

交差法 平行法と、凹凸が逆に見えます

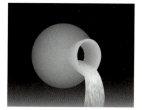

P85
Smoke Rings ★

平行法 奥行きが出て立体的に見えます

交差法 平行法と、凹凸が逆に見えます

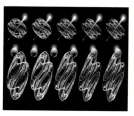

P86
Snowflakes

平行法 このような図形が、手前に浮き出て見えます

交差法 平行法と、凹凸が逆に見えます

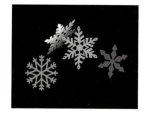

P87
Practice

平行法 このような文字が手前に浮き出て見えます

交差法 平行法と、凹凸が逆に見えます

P88
Parquet Cubes ★

平行法 奥行きが出て立体的に見えます

交差法 平行法と、凹凸が逆に見えます

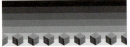

P89
Cardboard Cutout ★

平行法 奥行きが出て立体的に見えます

交差法 平行法と、凹凸が逆に見えます

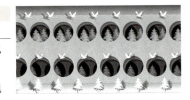

P90
Juxtapositions

平行法 このような凹凸が生まれ、奥に沈んで見えます

交差法 このような凹凸が生まれ、手前に浮き出て見えます

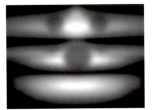

P91
Another Yin and Yang

平行法 このような図形が、立体的に見えます

交差法 平行法と、凹凸が逆に見えます

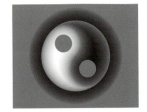

P92
Big Plus

平行法 このような図形が、手前に浮き出て見えます

交差法 このような図形が、奥に沈んで見えます

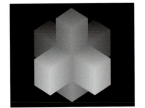

P93
Cube n Sphere 2 ★

平行法 このような図形が、立体的に見えます

交差法 平行法と、凹凸が逆に見えます

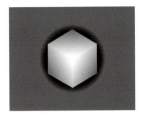

P94
Bump and Dent

平行法 このような図形が、立体的に見えます

交差法 平行法と、凹凸が逆に見えます

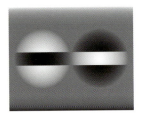

P95
Floral

平行法 このような図形が、手前に浮き出て見えます

交差法 このような図形が、奥に沈んで見えます

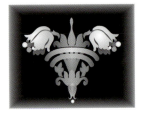

P96
Star Mobile

平行法 このような図形が、立体的に見えます

交差法 平行法と、凹凸が逆に見えます

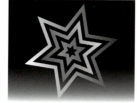

P97
Star of David

平行法 このような図形が、手前に浮き出て見えます

交差法 このような図形が、奥に沈んで見えます

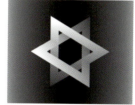

P98
Hole in My Heart

平行法 このような図形が、立体的に見えます

交差法 平行法と、凹凸が逆に見えます

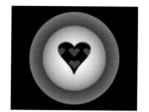

P99
3 Interlocking Rings

平行法 このような図形が、手前に浮き出て見えます

交差法 このような図形が、奥に沈んで見えます

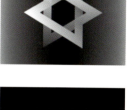

P100
Square Peg In Round Hole

平行法 このような図形が、立体的に見えます

交差法 平行法と、凹凸が逆に見えます

P101
Stars In and Out

平行法 このような図形が、立体的に見えます

交差法 平行法と、凹凸が逆に見えます

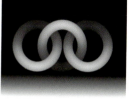

P102
Suspended Stars

平行法 このような図形が、手前に浮き出て見えます

交差法 平行法と、凹凸が逆に見えます

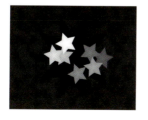

P103
Cloved

平行法 このような凹凸が生まれ、手前に浮き出て見えます

交差法 このような凹凸が生まれ、奥に沈んで見えます

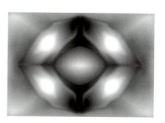

125

P104
Starals

`平行法` このような図形が、手前に浮き出て見えます

`交差法` 平行法と、凹凸が逆に見えます

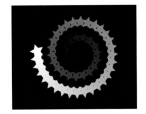

P105
No U Turn

`平行法` このような図形が、手前に浮き出て見えます

`交差法` 平行法と、凹凸が逆に見えます

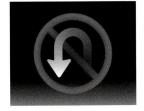

P106
Data

`平行法` このような文字が、手前に浮き出て見えます

`交差法` このような文字が、奥に沈んで見えます

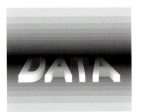

P107
Rainbow Spiral

`平行法` このような凹凸が生まれ、奥に沈んで見えます

`交差法` このような凹凸が生まれ、手前に浮き出て見えます

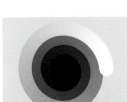

P108
Happy Birthday

`平行法` 「ケーキ」とこのような文字が、手前に浮き出て見えます

`交差法` 平行法と、凹凸が逆に見えます

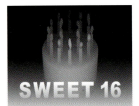

P109
HO HO HO

`平行法` このような文字が、手前に浮き出て見えます

`交差法` 平行法と、凹凸が逆に見えます

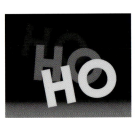

P110
It Sparkles ★

`平行法` 奥行きが出て立体的に見えます

`交差法` 平行法と、凹凸が逆に見えます

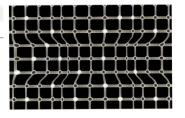

P111
Yin Yang Exploded View

`平行法` このような図形が、手前に浮き出て見えます

`交差法` 平行法と、凹凸が逆に見えます

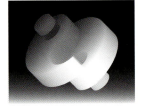

P112
Black and White

- 平行法 このような図形が、立体的に見えます
- 交差法 平行法と、凹凸が逆に見えます

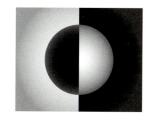

P113
The Grinder

- 平行法 このような凹凸が生まれ、手前に浮き出て見えます
- 交差法 このような凹凸が生まれ、奥に沈んで見えます

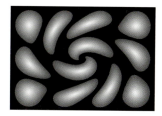

P114
Lattice ★

- 平行法 奥行きが出て立体的に見えます
- 交差法 平行法と、凹凸が逆に見えます

P1
Like

- 平行法 「手」とこのような文字が、手前に浮き出て見えます
- 交差法 平行法と、凹凸が逆に見えます

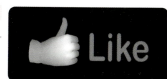

カバー表
Butterfly Pillows

- 平行法 「チョウ」が、手前に浮き出て見えます
- 交差法 平行法と、凹凸が逆に見えます

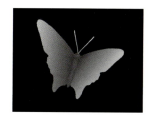

カバー裏
Crane

- 平行法 「ツル」が、手前に浮き出て見えます
- 交差法 平行法と、凹凸が逆に見えます

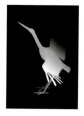

横とじだから見やすい!

どんどん目が良くなる
マジカル・アイ

2017年3月31日 第1刷発行
2022年7月20日 第9刷発行

監　修　　徳永貴久

発行人　　蓮見清一

発行所　　株式会社 宝島社
　　　　　　〒102-8388　東京都千代田区一番町25番地
　　　　　　電話・営業 03（3234）4621／編集 03（3239）0599
　　　　　　https://tkj.jp

印刷・製本　日経印刷株式会社

乱丁・落丁本はお取り替えいたします。
本書の無断転載・複製・放送を禁じます。
©TAKARAJIMASHA 2017
Printed in Japan
ISBN 978-4-8002-6927-0